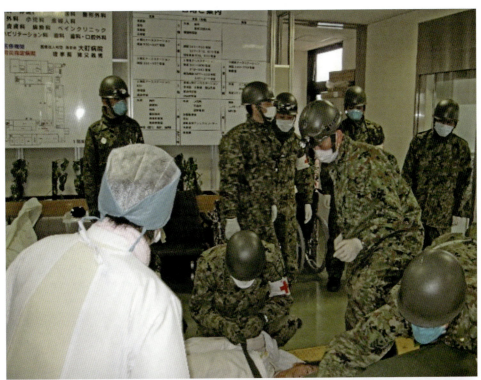

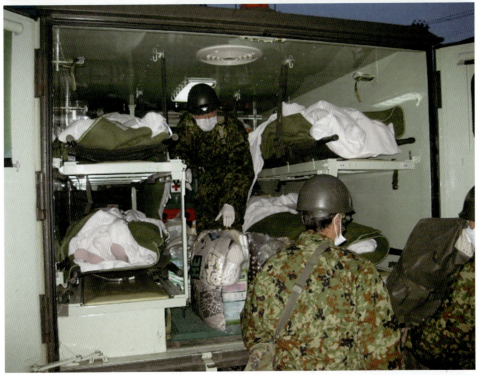

自衛隊による大町病院からの患者避難
(写真提供:大町病院)

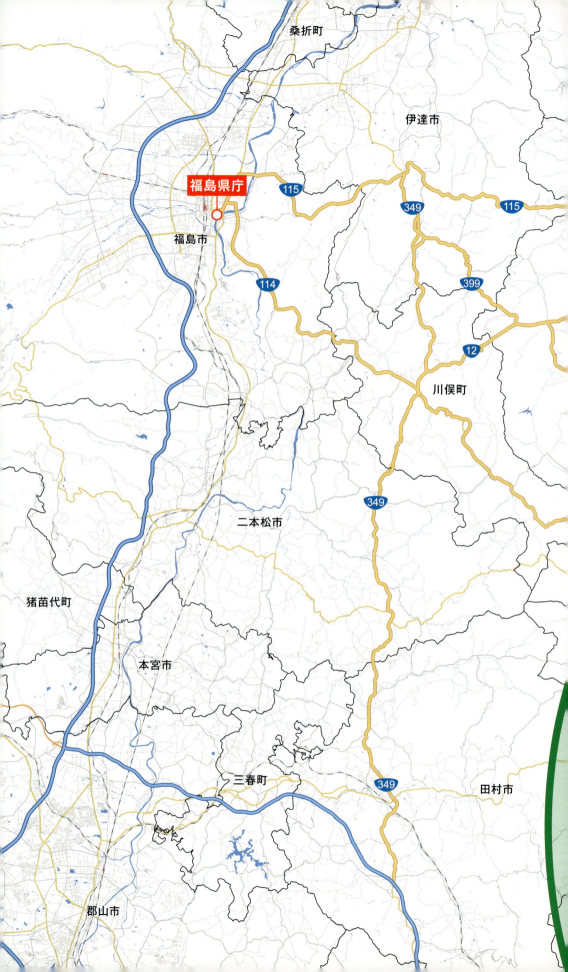

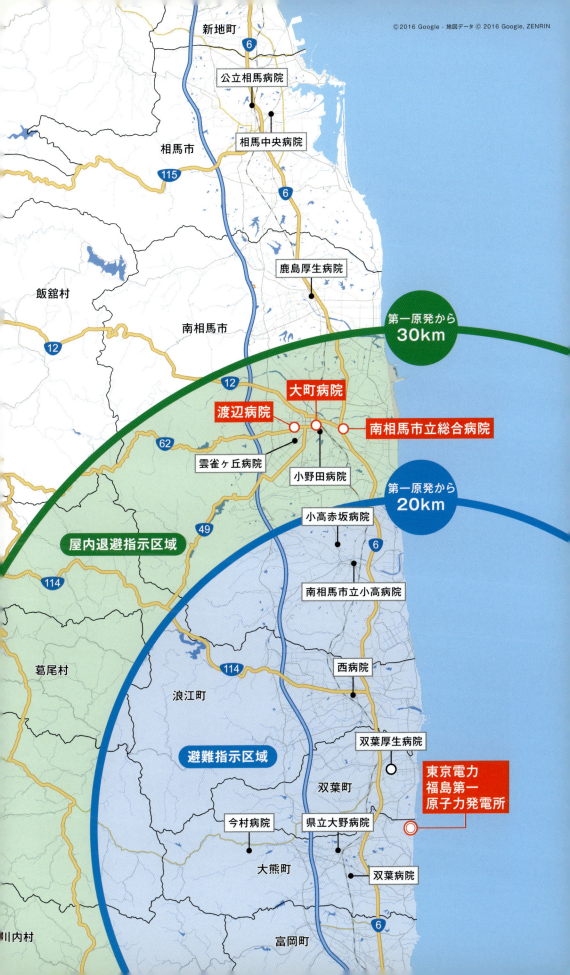

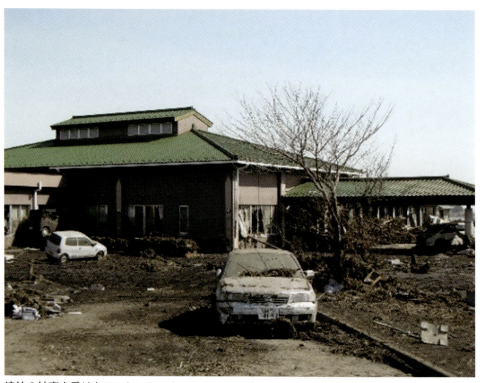

津波の被害を受けたヨッシーランド（写真提供：大町病院）

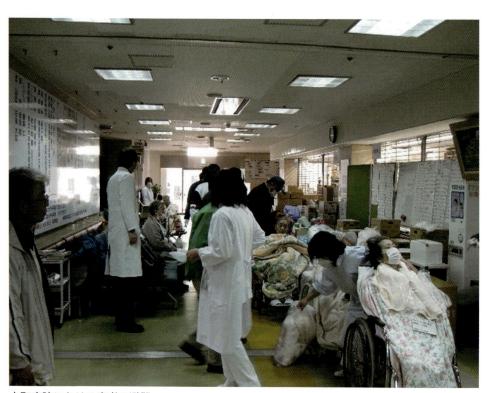

大町病院における患者の避難

# 縁助レジリエンス
Personal networks and social resilience

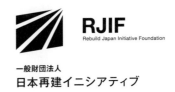

一般財団法人
日本再建イニシアティブ

# 縁助レジリエンス──医療機関の福島原発危機対応と避難 目次

## イントロダクション（用語解説） ................ 4
① 福島原発事故 ................ 4
② 福島県内の避難指示 ................ 5
③ 福島原発事故独立検証委員会
　（民間事故調） ................ 14
④-1 放射線と被ばく ................ 15
④-2 被ばくの人体への影響 ................ 16
④-3 外部被ばくと内部被ばく ................ 16
④-4 放射線量 ................ 17
⑤ DMAT ................ 20

## 序──検証 もう一つのフクシマ・フィフティー
～「縁助」ネットワークに支えられた病院の危機対応～ ................ 21

## [第1章] 避難弱者 ................ 29
- はじめに ................ 30
- 20-30km圏内の病院の危機対応 ................ 31
  ① 南相馬市立総合病院 ................ 34
  ② 大町病院 ................ 57
  ③ 渡辺病院 ................ 67
- 相双地域の地域医療が抱えた問題 ................ 82

## [第2章] 病院機能を支えるロジスティクス ................ 89
- 病院機能継続上の盲点 ................ 90
- 「官」の対応 ................ 93
- 「縁助」 ................ 100
- 「縁助」の事例 ................ 103
- 「縁助」の背景にあるもの ................ 109
- ロジスティクス上の課題 ................ 112

## [第3章] 異なるリスクのトレードオフ ................ 115
- 移動リスク ................ 117
- 被ばくリスク ................ 124

## [第4章] 原発事故の教訓 ................ 129
- 事故後の取り組み ................ 130
- 提　言 ................ 138
- 終わりに ................ 142

## 福島原発事故クロノロジー ................ 146
## プロジェクトメンバー ................ 152

### イントロダクション❶ 『福島原発事故』

　2011年3月11日14時46分に起きた東日本大震災による地震と津波の影響で、東京電力福島第一原子力発電所で発生した原子力事故。地震発生時、1～3号機は運転中、4号機は点検中、5号機と6号機は定期検査中だった。1～3号機は自動的に緊急停止したが、地震の強い揺れで発電所の鉄塔が倒壊するなど電気設備が大きく破損、外部からの電力供給がすべて断たれた。外部電源喪失に備えた非常用ディーゼル発電機は自動的に起動したが、地震から約50分後、約15㍍という巨大津波が押し寄せ、建屋の地下に設置されていたディーゼル発電機が動かなくなったほか電源盤など電気設備が水没してすべて使えなくなったため、発電所は全電源喪失という非常事態に陥った。

　このため、原子炉や使用済み燃料プールで発生する膨大な熱を取り除く冷却ができなくなり、時間を追うごとに、1～3号機では核燃料が損傷する炉心損傷、燃料が溶融して圧力容器の底に落ちる炉心溶融、溶融した燃料が格納容器に漏れ出すメルトスルーなどが発生した。さらに、格納容器内の水素の大量発生が原因で、1号機が3月12日午後3時過ぎ、3号機も14日午前11時ごろ爆発した。

　原子炉格納容器内の圧力が高くなり過ぎるのを避けるため、放射性物質を含む気体を外部に排出させて圧力を下げる緊急措置のベントや、爆発による設備の損傷などで、大量の放射性物質が周辺に放出され、国際原子力機関（IAEA）の国際原子力事象評価尺度（INES）では1986年に起きた旧ソ連チェルノブイリ原発事故と並ぶ最悪のレベル7に分類される重大な原子力事故となった。

　放射性物質による被害を避けるため、政府は11日夜、第一原発から3㌔圏内の住民に避難を指示、12日にはその範囲を20㌔に拡大した。避難住民は最大で約17万人といわれ、事故から6年後の今も約10万人の住民が避難を続けている。チェルノブイリ事故とは異なり、原発事故による直接の死者は出なかったが、入院中の患者や特別養護老人ホームの入居者が真冬の寒さの中の緊急避難で体調を崩すなど、1000人以上の震災関連死が出る未曾有の巨大災害となった。

### イントロダクション❷ 『福島原発事故に伴う避難指示』

　東日本大震災直後、東京電力福島第一原子力発電所では全電源喪失の非常事態が発生した。これにともない、福島県や国は原子炉の損傷や放射性物質の放出・拡散によって住民の生命・身体が危険に晒されないよう、周辺住民を立ち退かせる避難指示を出した。この避難指示区域は事態が深刻化するにつれて変更され、拡大していった。この調査の対象期間である2011年3月から4月にかけて出された避難指示の経緯は以下の通り。

| | | |
|---|---|---|
| 3月11日 | 19:03 | 国が福島第一原子力発電所に対して原子力緊急事態宣言を発令 |
| | 20:50 | 福島県が福島第一原子力発電所から半径3キロメートル圏内を避難指示区域に指定 |
| | 21:23 | 国が福島第一原子力発電所から半径3キロメートル圏内を避難指示区域に指定 |
| | | 国が福島第一原子力発電所から半径10キロメートル圏内に屋内退避を指示 |
| 3月12日 | 5:44 | 国が福島第一原子力発電所から半径10キロメートル圏内を避難指示区域に指定 |
| | 7:45 | 福島第二原子力発電所に対して原子力緊急事態宣言が発令される |
| | | 国が福島第二原子力発電所から半径3キロメートル圏内を避難指示区域に指定 |
| | | 国が福島第二原子力発電所から半径10キロメートル圏内に屋内退避を指示 |
| | 17:39 | 国が福島第二原子力発電所から半径10キロメートル圏内を避難指示区域に指定 |
| | 18:25 | 国が福島第一原子力発電所から半径20キロメートルを避難指示区域に指定 |
| 3月15日 | 11:00 | 国が福島第一原子力発電所の20キロメートルから30キロメートル圏内に屋内退避を指示 |
| 4月22日 | | 福島第一原子力発電所から半径20キロメートル圏内が、「避難指示区域」に加えて人の立ち入りが厳しく制限される「警戒区域」に指定される。また圏外の特定地域についても、住民の被ばくを低減するための「計画的避難地域」および福島第一原子力発電所に関わる危険防止の観点から自主的避難および子供や妊婦の避難を促す「緊急時避難準備区域」が設定された。 |

　　　　　　　出典：福島県「ふくしま復興ステーション」
　　　　　　　http://www.pref.fukushima.lg.jp/download/1/01240331.pdf

## ▽避難指示等の経緯

**平成23年3月11日** 福島第一原発の半径3km圏内に避難指示
福島第一原発の半径3kmから10km圏内に屋内退避指示

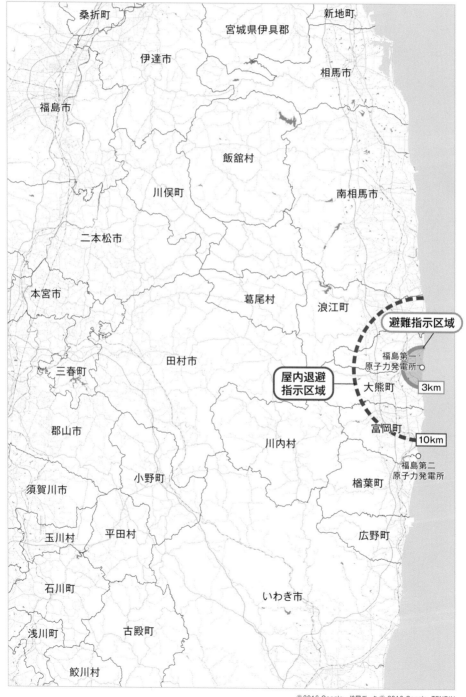

| 平成23年3月12日 | 福島第一原発の半径20km圏内に避難指示
福島第二原発の半径10km圏内に避難指示 |

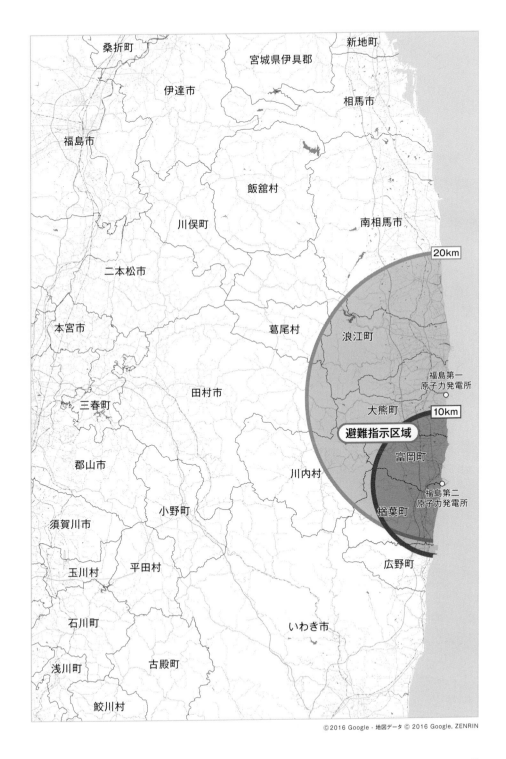

▽避難指示等の経緯

### 平成23年3月15日
福島第一原発の半径20kmから30km圏内に屋内退避指示

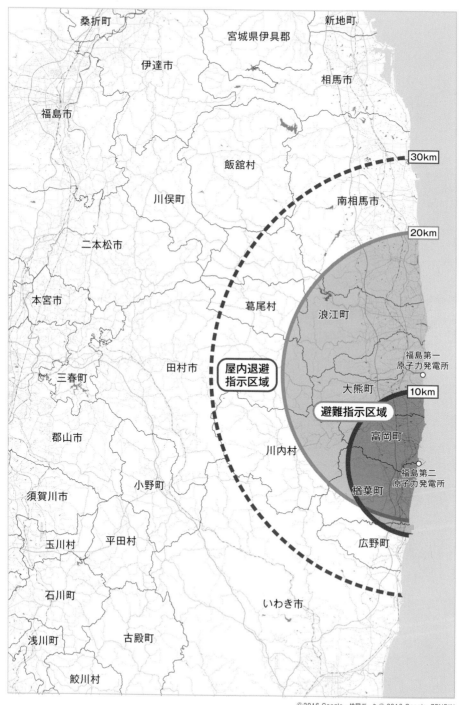

**平成23年4月21日** 福島第二原発に係る避難指示の対象区域について、半径10km圏内から半径8km圏内へ変更

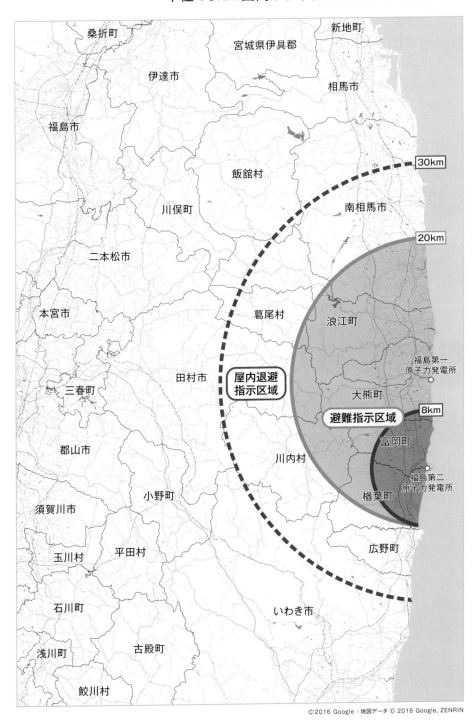

▽避難指示等の経緯

### 平成23年4月22日

福島第一原発の
半径20km圏外の
特定地域を、
計画的避難区域※1及び
緊急時避難準備区域※2
として設定

※1「計画的避難区域」：
事故発生から1年の間に累積線量が20mSvに達する恐れのある地域について、住民の被ばくを低減するために設定された。

※2「緊急時避難準備区域」：
第一原発に係る危険防止の観点から設定。（立入制限はないが、自主避難及び子供、妊婦等の避難を促されていた。）

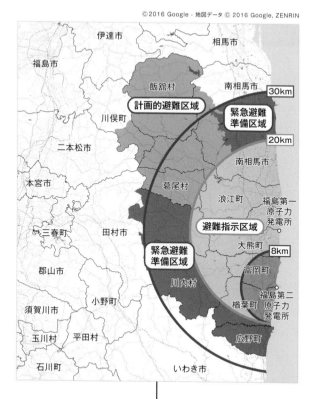

### 平成23年4月22日

福島第一原発の
半径20km圏内
（海域を含む）について、
警戒区域※1として設定

※1「警戒区域」：
立入制限、退去命令（罰則規定を伴う厳しい規制）が行われる区域。
第一原発が不安定な状況に或ることから、再び事態が深刻化した場合の居住者等の危険防止のために設定された。

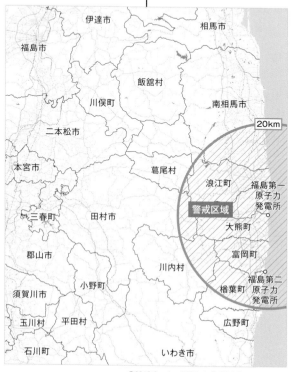

平成23年4月22日時点 の区域設定をまとめると下記のとおりとなる。

（半径20km圏内は、警戒区域と避難指示区域が重複して設定されている）

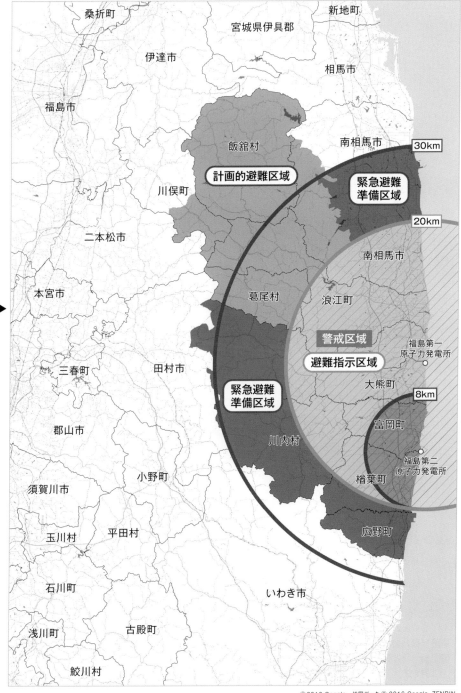

▽避難指示等の経緯

### 平成23年9月30日　緊急時避難準備区域（解除前）

［警戒区域、計画的避難区域、緊急時避難準備区域
及び特定避難勧奨地点がある地域の概要図］

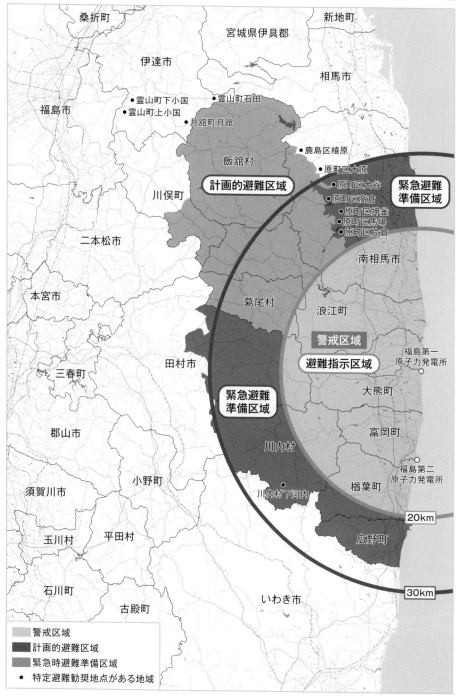

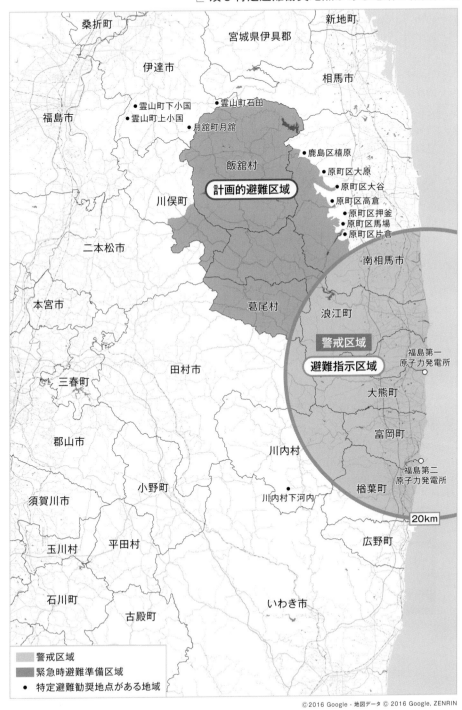

**イントロダクション❸『民間事故調（福島原発事故独立検証委員会）』**

　日本再建イニシアティブ（船橋洋一理事長）が東日本大震災から半年後の2011年9月に設立した、福島原発事故の原因や当時の危機対応に関する調査・検証プロジェクト。元科学技術振興機構理事長の北澤宏一氏を委員長に原子力、法律、ガバナンス、国際関係など各分野の著名な専門家6人で検証委員会を構成した。事故の検証そのものは原子力、国際政治の研究者、弁護士、ジャーナリストなど約30人がワーキンググループとして参加し、検証委員会の指導・監督のもと、約300人にインタビューして多角的な分析・検証を行った。大震災1周年直前の2012年2月末、A4判約400ページの検証報告書を発表した。

　福島原発事故を検証した主な組織には政府事故調（畑村洋太郎委員長）、国会事故調（黒川清委員長）があり、ともに調査や検証には一定の強制力があった。純粋な民間組織である民間事故調は関係者の任意の協力が頼りで、事故当事者の東京電力からは実質的な協力が得られなかった。その一方、政治的に中立で、組織にとらわれない独立した調査を目指す検証委員会の趣旨に賛同した多くの関係者からは自発的な協力が得られた。菅首相、枝野幸男官房長官、海江田万里経産相（いずれも当時）など事故の対応に当たった政治家、班目春樹原子力安全委員長、近藤駿介原子力委員長など原子力専門家、現場や政府の各機関で直接、間接の事故対応に当たった官僚も調査に協力し、一部の東電OBからも協力が得られた。政治家のヒアリング記録などはすでにウエブ上で公開されている。

　民間事故調は政府事故調や国会事故調より早い段階で報告書をまとめ、首相官邸の過剰な事故への介入など政治家に起因する混乱や、事故が起きた背景に「日本では過酷な原子力事故は起きない」という「原子力安全神話」があることなどをいち早く指摘した。原発事故を日本の原子力開発の歴史的、構造的な文脈でも分析し、原発事故をめぐる日米関係など従来、あまり注目されていなかった論点も取り上げ、国内だけでなく海外メディアにも大きな反響を呼んだ。

　報告書は2012年3月にディスカヴァー・トゥエンティワン社から市販され、日本語版をもとにした英語版も2014年に出版されている。

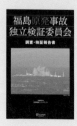
報告書 日本語版

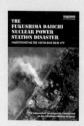
報告書 英語版

▼民間事故調ウェブサイト
http://rebuildjpn.org/project/fukushima/

## イントロダクション④-1 『放射線と被ばく』

　放射性物質から放射線が放出される。放射線を浴びることを被ばくと呼ぶ。放射性物質には天然に存在するものと、人工的に作られたものが存在する。しかし、いずれも同じように放射線を放出し、人体への影響には変わりは無い。天然に存在する放射性物質はウラン238やカリウム40などがあり、私たちは宇宙から降り注いだり、地中や大気や食物に含まれたりしている放射性物質から放出された放射線から絶えず被ばくしている。一方、レントゲン撮影や核実験や原子力事故など、人為的な原因で放出された放射性物質にはプルトニウム239やストロンチウム90などがある。

　それぞれの放射性物質から放出される主な放射線にはアルファ線、ベータ線、ガンマ線、中性子線といった種類がある。放射線の種類により、ものに与えるエネルギーの強さやものを通り抜ける力が異なる。例えば、アルファ線は強いエネルギーを持つ放射線だが、ものを通り抜ける力は弱いため、紙で遮蔽することができる。ガンマ線のエネルギーはそれほど強くないが、ものを突き抜ける力が強いため、分厚い鉛板や鉄筋コンクリートの壁などでないと遮蔽できないという特徴を持つ。

●主な放射性物質（核種）の種類と放出する放射線の種類

| 核　種 | 放　射　線 |
| --- | --- |
| ヨウ素131、セシウム134・137 | ベータ線とガンマ線 |
| ストロンチウム90 | ベータ線 |
| プルトニウム239 | アルファ線 |

●放射線の種類と透過力

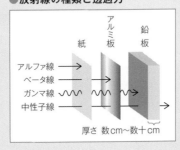

1. 物質の単位である原子は、電子と原子核から成り、さらに原子核は陽子と中性子から成る。原子核の中の陽子の数によって、元素(例：水素、セシウム)に分類されている。同じ元素の原子であっても原子核の中性子の数が異なる場合があり、そのような場合、元の原子とは性質の異なる物質として区別する。例えば、セシウム134、セシウム137のように表される。約300種類ある核種には安定したものと不安定なものがあり、不安定なものは時間とともに崩壊して放射線を発する。

### イントロダクション ❹-2 『被ばくの人体への影響』

　天然の放射性物質から出た放射線と、人工的な放射性物質から出た放射線は人体に与える影響は同じである。私たちは日常生活の中で、呼吸をしたり、食物を食べたり、放射線治療を受けたり、航空機に搭乗したりすることを通じて、放射性物質を体内に取り込んだり、放射線を浴びたりしている。日本人が年間に被ばくする自然放射線量は平均で2.4ミリシーベルト（外部被ばく0.9、内部被ばく1.5）である。被ばくすると、人体に吸収された放射線のエネルギーによって細胞の遺伝子が損傷する。しかし人体には遺伝子の損傷を修復する仕組みや異常な細胞を取り除く仕組みが備わっているため、ある程度までの損傷は自然に修復される。

　放射線を受けた場合、人体への影響には2種類ある。一定量の放射線を受けると必ず現れる障害を確定的影響と言う。脱毛や白内障、不妊などがその例で、受けた放射線の量が多くなるほどその障害の度合いも比例して大きくなる。確定的影響を防ぐには、放射線を受ける量を一定量（しきい値）以下に抑える必要がある。これに対して、確率的影響は、ガンや白血病など、一定量の放射線を受けたとしても必ずしも影響が現れるわけではない障害を指す。放射線を受ける量が多くなるほど生涯のがん死亡リスクが増加するなど、影響が現れる確率は高まるが、障害そのものの度合いや症状が重くなるわけではない。確率的影響を防ぐには、しきい値がないと考えるため、生活を破壊しないと考えられる合理的なレベルで線量を管理することが必要となる。

### イントロダクション ❹-3 『外部被ばくと内部被ばく』

　外部被ばくとは体の外にある放射性物質から放出された放射線を浴びること。放射性物質から距離をとったり、屋内にいて放射線を遮蔽したりすることで外部被ばくの量を減らすことができる。1日あたりの外部被ばくの放射線量は、単位時間（例：1時間ごと）あたりの空間線量と、屋内で過ごした時間と屋外で過ごした時間（例：16時間と8時間）、建物の構造（木造かコンクリート造か）に関する情報を用いて計算できる。空間線量については、原子力事業者や都道府県が主に原子力施設からの放射性物質の放出を監視するため、施設周辺に設置しているモニタリングポストでの定点・自動・連続測定が行われている。

## イントロダクション ❹-4 『被ばく量(線量)』

　放射線の人体への影響はその被ばく量（線量）の問題である。一般的に使われる単位としてシーベルト(Sv)、ベクレル（Bq）がある。

　シーベルトは放射線により身体がどれぐらいダメージを受けるかを示す単位である。つまり、常に人体が主語である。放射線を身体が浴びた場合、組織・臓器によって放射線によって受けたダメージ量は異なる。また、放射線の種類が、アルファ線、ベータ線、ガンマ線、中性子線などによっても人体に与える影響は異なる。放射線荷重係数という、放射線の種類による影響の違いを考慮しながら、人体の組織ごとの影響を計算したものが等価線量である。さらに、人体の組織・臓器によって放射線への感受性の強さも異なる。等価線量から、臓器毎の放射線の影響度合いを加味し、人体全体についての影響を示す値が実効線量と呼ばれる。

　ベクレルはあるものに含まれる放射性物質がどれくらいの放射線を出すかを計測する単位である。簡単には放射性物質の量の単位を考えてもらえれば良い。食品や水、大気、土壌などの汚染度を表すことに用いられる。食品を通じて体内に取り込まれた放射性物質は内部被ばくを引き起こすが、その人体への影響を考える際には国際放射線防護委員会（ICRP）が定めている換算表に従ってシーベルト換算を行い、実効線量を算出する。

## イントロダクション❺ 『DMAT』

　災害派遣医療チーム（英語名称Disaster Medical Assistance Team）の略称。医師、看護師、業務調整員（医師・看護師以外の医療職及び事務職員）で構成され、大規模災害や多傷病者が発生した事故などの現場で災害急性期（おおむね48時間以内）に活動できる機動性を持った、専門的な訓練を受けた医療チームである。現場での治療のほか、広域医療搬送、病院支援、域内搬送などを行う。

　1995年1月17日に発生した阪神・淡路大震災では、災害発生直後に平時の救急医療レベルの医療が提供できていれば救えたであろう「避けられた災害死者」500名の存在が報告された。これを教訓として、災害発生時の行政機関、消防、警察、自衛隊の救助活動と並行して、医師が災害現場で救急医療を行う体制の必要性が認識されるようになった。2004年に東京DMATが発足し、2005年には厚生労働省が米国を模範とした全国規模の「日本DMAT」を構築するため、研修事業をスタートさせた。研修を受けたDMAT登録者数は、2005年には300人程度だったが、2011年には6000人、2014年には9000人となった。

　平時、DMAT登録者は各自が所属する医療機関で通常の業務に従事する。2012年にはDMATを保有することが災害拠点病院の要件の一つに定められたことから、国公立病院や日本赤十字社などがDMATチームを編成していることが多い。災害時には、被災各都道府県からのDMAT派遣要請を受けた場合、もしくは厚生労働省が緊急の必要があると認める場合に、厚生労働省から都道府県等に対してDMAT参集の呼びかけが行われ、各DMATはこの要請に応じる形で出動する。原則としてDMATはボランティアではない。DMAT活動要領では、平時に各都道府県と医療機関等との間で締結された協定や、厚生労働省、文部科学省、都道府県、独立行政法人国立病院機構等により策定された防災計画などに基づいて、旅費や手当てなどの活動対価を受け取ることになっている。しかし被災都道府県からの要請がない自主的な出動の場合にはこの限りではなく、活動にかかる費用は自己負担となる。また、災害救助法が適用されないような災害時には、災害救助費用の国庫負担金がないため、被災自治体の財政によってはDMAT活動が行われた医療機関への支払いができない場合もありうる。財政面の裏づけに欠けるだけではなく、DMAT活動時の身分の保証や、危険を伴う災害出動時の保険や補償については規定されていないなど、活動の根拠となる法律がないための課題も残る。

　DMATは発足以来、新潟県中越地震、中越沖地震、東日本大震災、御嶽山噴火、そして熊本地震災害などに出動してきた。東日本大震災では、発災直後から迅速な初動対応を行い、その活動規模は岩手県・宮城県・福島県・茨城県への出動を中心に380チーム、1800人にも及んだ。

# 序 —— 検証 もう一つのフクシマ・フィフティー
～「縁助」ネットワークに支えられた病院の危機対応～

　福島第一原発事故から5年を経て、原発の安全規制はいくつかの点で前進を見た。政府は、原子力安全規制委員会と規制庁を設立し、規制委員会は新たな安全規制を導入した。原発の安全に関して「想定外」というリスクのタブー化が安全神話をもたらしたとの反省を踏まえて、原発事故のリスクはゼロではないとの考え方を明確にした。原発から20kmから30km圏内の住民に対する政府の「屋内退避」指示が混乱を招いたため、原発から30km圏内の自治体に新たな避難計画を含めた地域防災計画を策定することを要請している。

　原発事故のリスク評価とリスク管理、そして事故対応の是非は、究極のところ住民をいかにして安全に避難させることができるか否かに帰着する。住民避難のありようがリスク管理のありようを規定する。にもかかわらず、政府は住民避難に直接、関与することを避け、正面から責任を引き受けようとしない、と国民は感じている。そうした懸念は、関西電力高浜原発の再稼働禁止を求めた裁判（原発再稼働禁止仮処分申立事件）で大津地方裁判所が下した判決（2016年3月9日

＝関西電力は上訴）にも反映されている。

　判決文は次のように述べている。
「安全確保対策としてその不安に応えるためにも、地方公共団体個々によるよりは、国家主導での具体的で可視的な避難計画が早急に策定されることが必要であり、この避難計画をも視野に入れた幅広い規制基準が望まれるばかりか、それ以上に、過酷事故を経た現時点においては、そのような基準を策定すべき信義則上の義務が国家には発生しているといってもよいのではないだろうか」

　福島原発の際の政府の住民避難指示によって16万人が避難した。現在も10万人が元の家には帰れず、避難生活を余儀なくされている。福島原発事故では、急性被ばくによる犠牲者は出なかったが、原発から20km圏内の地域では、医療施設の入院患者や高齢者福祉施設の利用者が強制避難の対象となったため、移動中の車内や避難先で体調が悪化し、50人が死亡した。

　福島原発事故では、3月15日早朝、2号機の爆発の危険に直面し、免震重要棟から社員・従業員を退避させたあと、最小限度の要員だけが残り、危機対応を行った。海外メディアは、彼等のことを"フクシマ・フィフティー"（実際は69人が残った）と名づけたが、福島原発事故には避難の過程で死

去したもう一つの"フクシマ・フィフティー"が存在したことを私たちは忘れてはならない。

国民の生命と安全を守ることを責任とする国家がその責任を果たすため行った強制的措置が、その執行の過程で肝心の国民の生命と安全を脅かす結果をもたらす。災害時の強制的住民避難は、政府の行う指示の中でももっとも責任の重い、厳粛な行為であることを私たちは思い知らされた。

高齢化と人口減少が進み、デフレと財政危機が深まる中、個々人の体力と快復力も、政府の資源動員力も、地域の伝統的絆の力も萎え始めている。助けを必要とする側も助けに駆けつける側も、足腰が弱まっているのである。大災害の際、避難弱者を生みやすい環境と構造が醸成されつつある。そうした中で、個々人の備えと自治体や地域社会の態勢、そして政府の関与と責任の新たな役割規定と役割分担、さらにはそれを機能させる新たなガバナンスが求められている。言い換えれば、自助、共助、公助のベストミックスが必要となっている。

日本再建イニシアティブは、こうした観点から福島原発事故の際の避難弱者の状況と課題を探求することとし、避難弱者のケースとしては、自らの力で動くことが難しい入院患者を抱える病院を取り上げた。原発事故は、地震や津波という

一過性の自然災害とは異なり、放射線の被ばくリスクを考慮しなくてはならない。そのため、事故当時の危機対応において被ばくリスクと避難そのもののリスクとの両方を見極める必要に迫られた福島第一原発から20-30km圏内に立地する病院を対象に、2015年から1年間かけて実地調査を行った。調査では、東京大学医科学研究所特任研究員の坪倉正治医師のグループの研究を基盤としつつ、プロジェクトメンバーが病院の院長やスタッフ、地元行政をはじめとする関係者のヒアリングを行った。この報告書の最大の価値は、福島原発事故時に、避難弱者たる病院がどのような挑戦に直面したのか、それをどのように克服しようと試みたのか、そこからどのような教訓を学んだのか、についての関係者の直接証言にある。

危機における医療従事者の働きは、国民の生命と安全を確保することを任務とするファーストレスポンダーである自衛隊、警察、消防とほぼ等しい役割を担っている。福島原発の危機対応に当たっては、各病院とも医師をはじめ各分野の担当者のそれぞれの非公式のネットワークが情報、知見、資源、ロジスティクス、フィードバックにとってきわめて重要な役割を果たした。報告書は、行政の持つ「待ち」の状態を克服するために、各病院が探求したこうした非公式ネットワーク機能を「縁助」と呼び、その重要性を指摘した。

市町村自体が被災者となる状況の中では、「縁助」機能の

効用をあらかじめ考慮しておく必要がある。自助、共助、公助、そしてもう一つ「縁助」のベストミックスが求められるのである。

日本再建イニシアティブは、「真実、独立、世界（Truth, Independence and Humanity）」をモットーとし、2011年9月に設立された独立系シンクタンクである。私たちは、アイデアと政策の提言に当たっては当事者のヒアリングを中心とする検証を踏まえ、多分野の研究者による共同研究を心がけ、グローバルに提言していくシンクタンクを目指している。最初の仕事は、福島原発事故独立検証委員会（民間事故調）を設置したことである。民間事故調は、福島原発事故の原因究明と危機対応の調査・評価、事故と危機の歴史的、構造的背景の分析を行い、『調査・検証報告書』（ディスカヴァー・トゥエンティワン、2012年3月）を刊行した。

民間事故調は、この報告書を発表した後解散したが、日本再建イニシアティブはその後も『日本最悪のシナリオ　9つの死角』（新潮社、2013年3月）、『吉田昌郎の遺言―吉田調書に見る福島原発危機』（2015年2月）、『検証　日本の「失われた20年」　日本はなぜ停滞から抜け出せなかったのか』（東洋経済新報社、2015年6月）を上梓し、福島原発危機をリスク、ガバナンス、リーダーシップの面から検証、分析し、政策提言を行ってきた。

民間事故調の報告書は、最終章「福島第一原発事故の教訓－復元力をめざして」で次のように記している。
「危機管理は、事故や災害の原因と、それらへの取り組みから教訓を導き出し、そこから新たな目標と方法に向けての国民的合意をつくることで完結する。最後は、国と組織と人々の復元力（レジリエンス）を高めるために行うのである。我々の検証の目的もまたそこにある」

　私たちが、独立の立場から、そして世界と共に、検証を行うことにこだわってきたのもまさに、それが社会のレジリエンスを高める上で欠かせないレジリエンス・サイクルの一つであるからにほかならない。そのサイクルは、次のように定式化できる。

　検証なくして真実なし。
　真実なくして教訓なし。
　教訓なくして備えなし。

　今回の報告書もまた、このレジリエンス・サイクルの一環として行ってきた検証の延長上にある。

　報告書の執筆は、坪倉正治（医師・東京大学医科学研究所特任研究員）、梅山吾郎（コンサルタント）、鈴木一人（北海道大学公共政策大学院　教授）、北澤桂（日本再建イニシア

ティブ　研究統括）が行い、野呂多麻希（日本再建イニシアティブ）がアシスタントを務めた。また三島健治、禰寝創太、神谷茉里、谷口太郎、玄葉美帆の5名の学生インターンも調査や報告書の作成作業で大いに活躍してくれた。

　坪倉医師は、福島原発事故以来、2011年4月から外来診療のほか、ホールボディカウンターを用いた内部被ばく調査や住民の方に関する健康の取り組みを現地で一貫して続けてこられている。今回、坪倉医師とこのような形で共同研究を行うことができたことをありがたく思う。梅山吾郎、鈴木一人の両氏は、民間事故調のワーキンググループの中心的メンバーでもあり、また鈴木教授には『吉田昌郎の遺言 - 吉田調書に見る福島危機』プロジェクトにも参画していただいた。重ねてお礼を申し上げる。北澤桂さんは、民間事故調のスタッフ・ディレクターを務めて以来、一貫して福島原発事故における危機管理の検証に取り組んできた。改めて感謝したい。

2017年2月28日
日本再建イニシアティブ理事長

船 橋 洋 一

[第1章]

# 避難弱者

# はじめに

　東日本大震災・福島原発事故という未曾有の大災害により、災害時の弱者の存在が大きく浮き彫りになった。中でも、最も脆弱な立場に置かれたのは津波や放射線などのために緊急避難を迫られた際に、自力で逃げることが難しかった「避難弱者」と呼ばれる人々である。いざという時に誰がどうやってこうした援助を必要とする人を支えるのか。避難しなければならない事態に陥った時にこうしたことを決めるのでは遅い。事前の徹底した備えがなければ避難しようにも避難できない。

　避難指示の出された東京電力福島第一原発から半径20km圏内の地域では、医療施設の入院患者や高齢者福祉施設の利用者が強制避難の対象となり、移動中の車内や避難先での体調悪化を原因とする50人(2011年3月31日時点)の震災関連死者を出した。こうした人々は通常時でも移動に困難が伴ううえに、避難という大きなストレスのかかる移動は、そのこと自体が生命に関わる健康リスクを増大させてしまう。そのため、ただ場所を移れば良いわけではなく、行き先もどこでも良いわけではない。移動中もケアを行い、避難した先で特別な配慮のできる場所に受け入れてもらい、かつケアを継続してもらわなくては避難が完了しないことが多くの文献[1]で指摘されている。

　これまでの防災計画は、防災計画で指定された避難先を自分で探し出し、そこまで移動することができる、体力的にも精神的にも元気な人を前提に作られていた。東日本大震災後、全国の原発から30km圏内にある157自治体は避難計画を含めた新たな地域防災計画の策定を求められている。新しい地域防災計画には、避難時に支援を要する人々への配慮が明示されているところもいくつかあるが[2]医療施設の入院患者や高齢者福祉施設の利用者、また在宅で治療を受けている患者の方々をどのようにどこへ避難させるかというプロセスについては自治体と調整するとの記載に留まっており、具体

的な検討はまだ進んでいないところが多い。福島第一原発事故のようなメルトダウンがもし起きてしまえば避難を迅速に行なう必要が生じ、また30km圏内から全ての「避難弱者」を移動させるのは非常に大掛かりなオペレーションとなる。そのため、もちろん原発立地自治体だけで対応できることではなく、電気事業者や周辺自治体、さらには旅客運送業者などの民間企業も含めて、国全体の外部支援が不可欠だ。日本の高齢化の進展に伴い、潜在的な「避難弱者」の数はこれからさらに増えていく。

　この調査のスコープは原子力災害のオフサイトの危機管理であり、「避難弱者」を研究対象とする。今後の原子力防災において、万が一事故が起きた時の住民の安全確保、特に「避難弱者」をどう守るかの視点が不可欠だからだ。「避難弱者」のケースとしては原発から20-30km圏内の入院患者を抱える病院を取り上げた。原発から20km圏内は国や自治体など行政から避難指示が出された地域であり、病院も強制避難の対象となった。一方で、20-30km圏内の地域に出されたのは「屋内退避」指示であったため、地域外に自主避難するかそれとも残留するかの意思決定やその際のリスク認知・評価は、個々の病院の責任者に委ねられた。未曾有の危機の中での意思決定を迫られた個々人が、どのような情報を得て、どのように様々なリスクを評価し、どのような苦渋の判断を下し、どのような対応を取ったのか。そのプロセスをまとめて共有することが、必ず今後の原子力防災に資すると考えた。さらに、危機に対応するための準備としてのセキュリティはどうあるべきか、危機を乗り越えて回復するためのレジリエンス（復元力）をどのように考えるか、という点についても調査結果の分析を通じて提言したい。

# 20-30km圏内の病院の危機対応

　福島県は奥羽山脈と阿武隈高地の2つの山地によって東西方向に3地域に区分されている。西から順に、会津地方、中通り、浜通りとなる。阿武隈高地と太平洋に挟まれた、一番東寄りの浜通りは細

長い平野が縦断している長い沿岸地域であり、さらに南北方向に3地域（北から順に相馬、双葉、いわき）に分かれている。このうち相馬と双葉を合わせた地域は相双地区と呼ばれる。⇒地図を参照

1. 相馬　　新地町、相馬市、南相馬市、飯舘村
2. 双葉　　浪江町、双葉町、大熊町、富岡町、
　　　　　　楢葉町、広野町、川内村
3. いわき　いわき市

　2011年3月11日14時46分18秒、仙台市の東方沖70kmの太平洋の海底を震源とする東北地方太平洋沖地震が発生し、相双地区でも震度6強や6弱を観測する。同日19時3分、大熊町・双葉町に立地する東京電力福島第一原子力発電所での全電源喪失を受けて、国は原子力緊急事態宣言を発令した。同日20時50分には福島第一原発周辺の半径3km圏内に避難指示が出され、原発の状況の悪化に伴い翌12日には避難指示区域は半径10km、20kmと徐々に拡大された。さらに3月15日には半径20-30km圏内には屋内退避指示が出された。双葉地域は広野町や川内村の一部を除くほぼ全域、相馬地域でも南相馬市南部の小高区とその北に位置する原町区の南側一部（概ね107km²）が半径20km圏内に入り、相馬地域の中心地である南相馬市原町区の大半とその北に位置する鹿島区の南側一部（概ね181km²）は半径30km圏内に入っている。南相馬市北部にあたる残りの鹿島区（概ね111km²）とその北に位置する新地町、相馬市は半径30km圏外にある[3]。

　相双地区の人口は震災前年の2010年には19万5000人で、地区内の医療機関として16の病院[4]と98の診療所[5]が存在する。福島県内の主要都市である福島市や会津若松市、郡山市とは異なり、200床程度の中規模病院が点在するだけで、500床以上や高度な設備を備えた救命センターのある大病院はこの地区には存在しない。緊急措置も含めた一連の診断・治療が自己完結的にできないだけでなく、主要都市へのアクセスは90分以上かけて山道を越えていくしかないため、震災前から医療過疎が問題とされていた地域である。

　この研究では、「避難弱者である入院患者を抱える」という条件に基づいて、福島第一原発から半径20-30km圏内の南相馬市原町区にある3つの総合病院を中心とする医療機関、行政関係者に当時

の状況の聞き取り調査を行った。

- 南相馬市立総合病院（230床）
- 大町病院（188床）
- 渡辺病院（175床）

　原発事故発生直後、これらの病院ではどのような危機対応がなされていたのか。事故発生から3月末までの各病院での出来事を時系列で整理した。

**表　震災発生後10日間の相双地区での動き**

| | | |
|---|---|---|
| 3月11日 | 14：46 | ・地震発生 |
| | 15：35頃 | ・相双地区沿岸に津波第一波到達 |
| 3月12日 | 5：44 | ・福島第一原子力発電所から半径10km内の住民に避難指示 |
| | 15：36 | ・福島第一原発1号機の水素爆発 |
| | 18：25 | ・福島第一原子力発電所から半径20km圏内の住民に避難指示 |
| 3月15日 | 11：00 | ・福島第一原発3号機の水素爆発<br>・福島第一原子力発電所から半径20km以上30km圏内の住民に外出せず、自宅など屋内待機を指示 |
| 3月15〜17日 | | ・南相馬市がバスで市内の避難所から市外に避難を誘導（1,939人） |
| 3月18〜20日 | | ・18日に国が屋内退避地域の入院患者全員の避難を決定<br>・南相馬市がバスで住民集団避難を誘導（2,725人） |

# 南相馬市立総合病院

　南相馬市立総合病院は福島第一原発の北23kmに立地する総合病院である。病床数は230、17個の診療科をもち、震災前の常勤医師数は14名であった。海岸線からの距離は3kmで、南相馬市原町区にある病院の中では最も海側に位置し、浜通りを縦断する幹線道路の国道6号沿いにある。

## 3月11日　震災当日

　地震発生直後、南相馬市立総合病院では、電気が消え、エレベータ3機全てが停止し、カルテが床に散乱、血圧・心電図などのモニターなどが倒れるなどして、院内は混乱していた。しかし窓ガラスや壁の倒壊などは起こっておらず、暖房用ボイラー設備の破損、スプリンクラー用の貯水槽や6階リハビリ病棟にある給湯管の破裂により6階ナースステーション周辺が水浸しになったり7階から5階にかけて水が流れたりしていたのを除けば、地震そのものによる病院の建物への損害はそれほど深刻なものではなかった。水道管はその日のうちに復旧したが、エレベータ2機は復旧しても頻発する余震の度に止まるなどしたため数日間使えなかったという。電気は地震の最中に一度消えたが、自家発電のバックアップにより病院内の電気は維持されていた。患者の生命維持に必要な人工呼吸器、輸液ポンプ、酸素供給などの医療機器は止まることなく作動し続けていたが、CTやMRIや血液検査器などの診断機器は使えなくなっていた（CTと血液検査機器は当日の20時頃に復旧）。水道は使用可能であったもののガスはしばらく出なかった[6]。固定電話は事故直後からつながらず、携帯電話や携帯電話のメール、インターネットもほとんどつながらない状態であり、医局や1階の待合室に置かれたテレビが主な情報源であった。

　「地震が来て、（揺れが）長いなと思って、そうしている

> うちに巨大地震が来たってことで。津波が来るというのは、僕は人から伝聞で聞いたんですね。近くに地中スピーカーがあって放送を流してるんですけど、音が割れて聞こえなくて何を言っているのかなという感じでした」
>
> 「6階の給湯管が破裂しちゃってナースステーションの周りが水浸しになり、他の人たちも同じように機械が動いてない所はないかと（確認していた）。その間、最初のうちはそんなに（患者さんが）いっぱい来なくて、僕にも声が掛からなかったので、津波が来るって伝聞で聞いて4階から海側を見たら、こう白い煙が上がって。その時は何かなと思ったんですけど、後から他の地域の津波の映像を見て、ああ、あれは津波だったんだって。木が倒れる音とか、電線や鉄柱が倒れているのも見たんですけど」
>
> 「院長に津波が来るかもしれないからと話したら、『じゃあ、1階に集めていた患者さんたちを上に上げよう』と院長が言って2階まで患者さんを上げた記憶がある」
>
> 「（危機時には、病院上層階にいる）患者さんを全員1階に下ろすというシステムが動くことになっており、それで1階に下ろして、また2階に上げたんですよね、確か」
>
> 南相馬市立総合病院　根本剛医師（2015年8月31日ヒアリング）

　病院内に大きな被害がないこと、重篤な怪我人がいないことが確認されると、外傷患者の搬送に備えて1階の救急救護室では約10名のスタッフが集まり、トリアージの準備が進められた。しかし地震発生から約1時間には救急患者が搬送されてくることはなく、消防署からの患者受け入れ要請もなく、病院内は静かだったという。後に判明したことだが、南相馬市は震度6弱の揺れに見舞われたにも関わらず、市街中心部のインフラは機能し続けたところが多かった。地震発生当時、出張で福島市にいた林薫看護部長は、ビルの窓ガラスが道路に散乱したり停電したりしていた福島市に比べると、当日18時過ぎに南相馬市に戻ってきた時には、既に日が暮れていた中で町の信号や電気がついていたことや、倒壊した家屋を見かけなか

ったことが印象的だったと語っている[7]。

　そのうちテレビで三陸沖方面の被害の様子が報道され始め、地震による家屋の倒壊や津波で町がのみこまれる映像などが放映されるようになった。時を同じくして、近隣住民やスタッフの家族などが避難のため病院に集まってきた。救急対応の準備を行っていた太田圭祐医師は、南相馬市立総合病院の北隣に立地する南相馬消防署に足を運び、状況を尋ねている[8]。しかし消防署でも情報が錯綜しており、はっきりした状況を把握できていなかった。

　15時37分、南相馬市の沿岸部に所により10メートルを超える津波が到達し、南相馬市全体で636名の被害者を出した（2011年5月18日時点）[9]。

　院内では津波に備えて入院患者を上層階に移したが、津波は病院から1km弱の地点まで到達したものの、病院施設への直接的被害はなく収束した。ほどなく消防署職員が南相馬市立総合病院を訪れ、中心市街地のスーパーやショッピングモールが地震で倒壊したこと、一部で火災が発生していること、津波でかなりの被害が出始めているとの報告があった。具体的な被害の程度については触れられなかったが、通信手段が遮断されているため、事前連絡なしに患者を搬送させてもらいたい旨の依頼があり、病院側もそれを了承した。

　16時ごろから[11]、病院には患者が次々に搬送されてくる（外来患者の正確な数は不明、11日から12日にかけて約百数十名）[12]。病院入り口外で行われたトリアージ[13]で比較的軽症とされた患者は、南相馬市立総合病院での処置は行わず、内陸の病院へそのまま搬送した。救急患者の搬送は地震発生後3-4時間に集中していたが、来院時に死亡7人、25人入院（うち10人重症、3人は後に死亡）となっている[14]。初めのうちは地震で倒壊した家屋の下敷きになった人や、打撲をした人が数名、その後は津波に巻き込まれたことによる全身打撲や泥水を飲んで窒息し呼吸困難や心肺停止状態もしくは既に亡くなられている患者も運ばれてくるようになった。根本氏によると、亡くなられた方の死因の多くは津波にのまれたことによる溺死や圧死、頭部打撲、寒さによる低体温だという。患者の増加に伴い、病院スタッフは総出で患者の受け入れやトリアージにあたった。

第1章　避難弱者

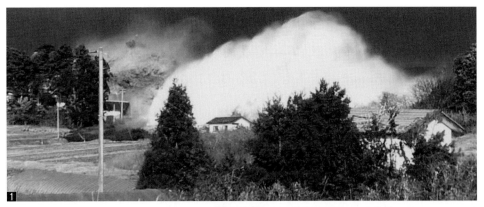

南相馬市原町区の沿岸部に到来した津波（写真提供：下枝長年様）

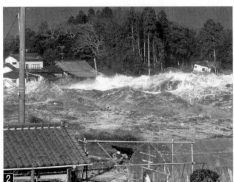

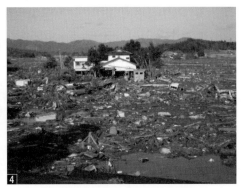

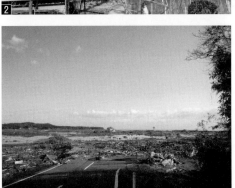

全て南相馬市小沢地区での撮影
（写真提供：下枝長年様）

1. コンクリートの防波堤に突き当たった津波は白いしぶき、岩肌の岸壁に突き当たった津波は茶色のしぶきを舞い上げている
2. 津波が防波堤を越えてからわずか30秒ほどで家屋が濁流に飲み込まれる
3. 海岸線近くを南北に縦断する県道260号線から西の堤谷方面を見る
4. 最も住宅が密集していた地域では、全家屋が流された

> 「地震と津波があって、消防の人が来て『(患者は)全部受けてください』」と言われたので『はい』と言って、取りあえず消防、救急車が運んでくるのは全部受け入れた」
>
> 南相馬市立総合病院　金澤幸夫院長（2015年9月1日ヒアリング）

> 「医師はほとんど全員トリアージのほうに行っちゃうような感じですね。もう電話が通じなくなってきたので、消防署の救急車で搬送されて（来る患者さんは）、連絡なしで全部来ますよっていう話になっていった。どんどん、どんどん、疾病者が来て、それごとにだんだん、手が空いている医師からどんどん、どんどん、（トリアージに）入っていった。やっぱり津波の外傷が圧倒的に多かったので、整形（外科）の先生たちはもう2人ともオペ室に入りっ放しみたいな感じだった」
>
> 「やっぱり患者さんがどんどん増えてくるので、ここ（診察室）もいっぱいだったですけども、そこのオペ室に通じる廊下にも疾病者横たえさせたり、それでもスペースがなくなってしまえば、もうオペ室の一部も使って、そこへ患者さんをマットレス引いて寝かせたりという感じでした」
>
> 南相馬市立総合病院　根本剛医師（2015年8月31日ヒアリング）

南相馬市立総合病院から2kmほど離れた老人保健福祉施設「ヨッシーランド」が津波で倒壊し、入居していた高齢者の多くが津波に巻き込まれ、泥だらけの姿で施設や家族の車や救急車で搬送されてくるようになった。4時間ほどは患者の搬送が絶えず、救急外来も手術室もすぐにいっぱいとなってしまった。しかしエレベータ故障のため、入院の必要な患者を上層階に移動させるのは容易ではなかった。特に重症患者は複数人のスタッフで階段を使って4階のICUまで運ぶということもあった。そのため病院入り口の待合ホールの床に、上層階のベッドからマットレスとベッドパッドを外して敷いた簡易ベッドを15台設置し仮設のICUや救護室が作られたが、そ

れもすぐにあふれてしまった[15]。次から次へと患者が搬送されてくる中で、当初は救急車から降りてすぐの玄関前でトリアージが行われていたがとても間に合わず、1階の外来用待合のブースを広げてトリアージ用のスペースが作られた。患者をとりあえず病院内に入れて、重症患者の対応を行いながら患者の状態についての報告を受け、診察する余裕もなく同時にトリアージをするという状態になっていた。救命措置に必要な咽頭鏡などの医療器具や生命維持に不可欠なバイタルモニターや人工呼吸器の数も不足していた[16]。

震災当日は深夜まで病院関係者が総出で地震・津波に伴うトリアージ・救急患者対応に忙殺されており、周辺地域の状況についての情報に触れることはあまりなく、原発事故が話題にのぼることも無かったという。携帯電話や固定電話はつながらず、外部との連絡はほぼ途絶えていた。

一方、北に約10km離れた南相馬市鹿島地区にある鹿島厚生病院からは外傷患者が運搬されてきた。通常であれば車で30分の搬送に1時間かかったことで、海岸線から数キロメートルを走る国道6号が水に浸かり迂回せざるをえなくなっていることが判明する。

## 3月12日 一号機の水素爆発と一部職員の自主避難

深夜23時45分、福島赤十字病院DMATが南相馬市立総合病院を訪れた。日本DMATから11日午後5時に出動要請を受け、救急車と医師緊急移送車両の2台で参集先の福島県立医科大学に到着、夜9時頃行われたDMAT会議で南相馬市立総合病院に多くの重症患者がいるという情報を得たという。午前0時30分と早朝5時の2回に分けて、泥水を飲んだ患者1名と骨折患者1名をそれぞれ福島県立医大に搬送した[17]。その後午前2時ごろに新潟県十日町病院や長岡赤十字病院からの新潟DMATも来訪し、津波に巻き込まれて全身を負傷し南相馬市立総合病院では治療が不可能と考えられた重症患者1名を、12日未明に救急車で福島県立医科大学に搬送した[18]。

深夜から明け方は重症患者が搬送されてくることもなく混乱が少し落ち着いたため、不眠不休で働いていたスタッフに、金澤院長や看護師長から順次仮眠や休憩を取るように指示があり、帰宅を希望

するスタッフには帰宅許可が出た。いったん帰宅したスタッフも自宅や家族の様子を確認するとまた病院に戻ってきていた。

　後に判明したことだが、夜に患者数が少なかったのは沿岸部が津波により停電していたためであった。南相馬市立総合病院を含め市街中心地の電気はついていたが、津波で多くの家屋が流された沿岸部では電気もないため夜間の捜索や救出活動が難航していた。そのため日が昇り明るくなると救出作業が再開され、再び患者が続々と搬送され始めた。この日は、津波による溺水患者に加えて、寒さによる低体温状態の患者が目立って増えてきた。また来院する救急隊や患者から、周辺地域の被災状況について情報がもたらされるようになった。昼頃にはさらに3つのDMATが来訪し、重症患者の広域搬送が行われた。

　16時過ぎ、テレビでは15時36分に福島第一原発1号機の水素爆発が起こったというニュースが流れた。18時過ぎに枝野幸男官房長官の会見が行われ、前日夜より福島第一原子力発電所から半径3km、10kmと拡大されていた避難指示の対象地域が半径20kmとなった。病院は避難指示区域には入っていなかったが、原発までの距離は23kmであり、病院のすぐ近くに住民の出入りを制限する検問所ができたという情報も入ってきたことで、スタッフの間には動揺が走り、不安が増大していった。その後派遣職員ら20-30名が自主避難を行っている[19]。金澤幸夫院長は、入院患者の人数を限定することで病院機能を継続させようと考え、看護部長の林薫氏とともに自ら動ける患者や比較的軽症な患者、若年・小児患者の退院を促し、当時病院にいた220名の患者のうち71名を退院・転院させた。

　夜9時前、及川副院長が病院に戻ってきた。及川副院長は地震発生当時、出張先の東京におり、原発事故による避難指示区域を迂回しながら通行止めになっていない道を探し、南相馬までタクシーを走らせてきたという。金澤院長と及川副院長が揃ったところで、1階にスタッフ全員が集まり、病院の全体ミーティングが行われた。今後病院がどのような方針で動いていくかについての話合いが行われ、1階外来ホールに防災センターを立ち上げて院内のホワイトボードを集め情報を集約すること[20]、窓を閉鎖したり病院の出入り口を一箇所に限定し出入りを極力少なくしたり、来院者が病院に入る

前にモニタリングを行ったりすることで院内の放射能汚染を防ぐこと、病院内外での1時間ごとの空間放射線量モニタリングを行うこと、災害拠点病院の責務として20km圏内を含めて相双地区の救急患者をできる限り受け入れること、重症患者については一時的な処置を施しDMATなどの援助を受けて広域搬送すること、などが確認された。

南相馬市立総合病院は1996年に災害拠点病院に指定され、原子力災害初期被曝医療機関でもあった。そのため病院には空間線量を測定するサーベイメータが置かれ、福島第一原発を運営する東京電力との模擬定期訓練も年1回程度実施されることになっていた[21]。2011年度分の訓練は、震災前の3月2日に数年ぶりに実施されていた[22]。しかしその内容は原発作業員の怪我や軽度の被ばくを前提としたもので、庇護所の設立、搬送や受け入れにともなう放射能汚染を防ぐための病院施設の養生、避難住民のモニタリングや除染の手順の確認が主たる目的であり、大規模な原子力苛酷事故を想定したものではなかった。そのためスタッフの多くは放射線に関する知識をほとんど持たず、病院には原子力過酷事故の対応マニュアルもなく、不安の中で医療対応が行われていた[23]。

この時点では、南相馬市や福島県の災害対策本部、県の保健所などからの連絡はなく、近隣にある他の病院（渡辺病院・大町病院・小野田病院）との情報のやり取りもなかった。

### 3月13日 患者受入れの増加

翌3月13日、救急外来への重症患者数は比較的少なくなってきたが、搬送はまだ続いていた。さらに避難先で体調を崩した外来患者も目立つようになった。病院スタッフの疲労や医薬品の不足など医療環境の悪化も目に見えるようになってきた。また一部の病院スタッフは原発事故や津波被害の影響で出勤できなくなったり[24]、消息がわからなくなったりする者もいた。

13日朝、前日夜に避難指示区域に設定された福島第一原発から半径20kmに立地する南相馬市立小高病院（99床）から、当該病院に入院中の68名とスタッフを南相馬市立総合病院に移したいとの

要請の電話があった。南相馬市立小高病院に出向いた及川副院長から金澤院長に電話連絡があり、受け入れが決まった後に南相馬消防署の救急車1台、南相馬市立小高病院と南相馬市立総合病院の救急車1台ずつ、マイクロバス1台を使って、日暮れまで全員の患者の搬送を行った。南相馬市立小高病院の患者を含めると、南相馬市立総合病院の入院患者はこの時点で207名となった。

　南相馬市立総合病院の医薬品でもっとも深刻な不足が見込まれたのは医療用酸素であった。地震が発生した11日当時、南相馬市立総合病院の酸素備蓄は3日分しかなかった。また後章で紹介するように、原発事故が発生すると一部の民間企業は自主的にこの地域への立ち入りを停止したため、物資輸送の配送はすでに一部滞りはじめていた。南相馬市立総合病院には人工呼吸器が10台、酸素流入器が30台あり、病院の外にある酸素タンクに壁の配管を通じて接続されていた。酸素タンクや小型ボンベの容量は週2回の補充を必要としていた。医療用酸素については注文を出して配達してもらうというのではなく、平時から業者が定期的に地域の病院を巡回し、機械のメンテナンスと共に酸素を補充していくというシステムとなっていた。震災当時、東北地方にある液体酸素メーカーの工場や医療用ガスの充填所、液体酸素配送用の大型ローリーなどは地震や津波による甚大な被害を受けており、さらに通行できない道路も多かった。しかしメーカーや酸素卸業者の一部は、地元ガス業者に平時のビジネスの範疇を越えてガス充填に協力してもらうなどして相双地区への酸素供給を一部続けており、南相馬市立総合病院でも11日・12日には小型ボンベの補充が予定通り行われている[25]。しかし酸素タンクへの液体酸素補充については目処がたたず、南相馬市立小高病院の患者68人を受け入れてからは、医療用酸素も少し切り詰めて使用されるようになった。

　この日、福島県災害対策本部とはじめて電話がつながる[26]。重症患者がいること、物資不足について窮状を訴え救援を求めたが明確な対応や指示は得られなかったという。また通信状況は依然として悪いままだった。

### 3月14日 地域病院長の話し合いと3号機水素爆発

　14日の午前8時、金澤院長による全体会議が開かれ、軽症患者の自主避難と重症患者の治療継続の方針が示される。

> 「(南相馬市立総合病院をどうしようかと考えたときに、まず一番のプライオリティとして思ったことは)病院を運営しなくちゃと思った。外来も入院患者も、何とか残ったスタッフで」
>
> 「だってここ避難指示地域じゃないから。屋内退避指示区域だから、ここに人がいても良かったんだよ。屋内退避指示なんてのは、本当は、普通はすぐ、2、3日で解除されるべき指示だから。いつ解除されるのかなと(考えていた)」
>
> 「一つの病院が独自に何かやってももう駄目だろうというのが分かってきたわけ。いろんな所から、看護師さんはやっぱり避難しちゃうし、町だってこういう状態だったし。うちの病院だけじゃないよ。他の所からも看護師さんが避難していたから」
>
> 南相馬市立総合病院　及川友好副院長（2015年9月1日ヒアリング）

　看護師や事務スタッフなどの職員数減少と物資不足に悩み、さらに放射線に関する知識をほとんど持たず不安の中にあったのは他の医療機関も同様であった。原発事故発生直後から開業医や薬局の休業がすでに始まっていた。地域医療の崩壊を食い止めるため、及川副院長は午前10時頃、同じ問題を抱えていた近隣の病院（医療法人社団青空会大町病院、医療法人伸裕会渡辺病院、医療法人相雲会小野田病院）を歩いて回り、南相馬市立総合病院に集合しての病院長会議を呼び掛けた。14日の時点では、電話連絡が不可能だったためである。

　その足で向かった福島県南相馬合同庁舎の災害対策室でも、病院長会議の開催を告げ、原発や放射線に詳しい人がいたら説明してほ

しいと依頼した。この合同庁舎は相双保健福祉事務所（相双保健所）の隣にあり、福島県の出先機関として相双地方振興局が置かれている。防災計画上、災害発生時にはこの建物の4階に福島県災害対策本部の現地対策本部が置かれ、様々な指示が出されることになっていた。そのため電話、FAX、携帯電話、インターネットなどが全て不通という状況はこの合同庁舎でも同様であったが、多くの人が情報を求めて庁舎に直接集まってきていたという[27]。及川副院長と同じタイミングで合同庁舎を訪れていた広島大学原爆放射線医科学研究所放射線災害医療研究センターの細井義夫教授が、病院長会議で放射線についての講義を行うことになった[28]。

病院長会議は15時に行われた。この会議の目的は、各病院の現状・問題を互いに報告・共有し、病院運営や外来診療をどうするか話し合うことであった。共同で福島県に要請書を提出する案や定期的な情報共有の場を持つ提案などがなされたが、地域の病院としての共通の方針や連携の計画をたてることはできなかった。来院した細井教授は、地域の病院の院長やその他の代表者を前に1時間、放射線障害に関する講義を行った。

> 「（細井先生は）今、原発がどうなっているか、今後どういう可能性があるかということを教えてくれた。今考えても当たっていたわけよね。今、慌てないで屋内に3日ぐらい退避していてくださいと。確かにそのとおりで、そこで逃げなければ放射能を浴びることもなかったかもしれない」
>
> 「でもその後、（原発が爆発して）ドーンとかってなるっていうイメージがあったからね、一気に」
>
> 渡辺病院　大平広道医師［当時］[29]（2015年9月1日ヒアリング）

放射線や被ばくに関する信頼のおける専門知識を得られたことで落ち着いて考えることができるようになり、病院機能継続の意思が一層固まったと及川副院長は述べている。しかし留まっている間に万が一安全確保のためいよいよ退避をしなくてはいけない事態になることも考え、細井教授の説明を元にして、退避を検討し始める線

量の目安を毎時16マイクロシーベルトと考えるようになったという。大まかな計算根拠として、国が定めるレントゲン技師の年間被ばく線量上限50ミリシーベルトをのべ1週間で浴びるような状況を想定していた。ただし、これはあくまでも病院外の空間線量から、退避が必要な状況かどうかを見定めるための大まかな目安の値である[30]。12日の測定開始時から病院外の空間線量は徐々に下がっており、15日には3-4マイクロシーベルト程度で推移していた。細井教授の説明内容は後に述べる夜の全体会合で、金澤院長からスタッフ全員に共有された。

及川副院長が地域医療の維持の為に奔走する中、福島第一原発事故は悪化の一途をたどる。午前11時1分の3号機の水素爆発である。通信状況はいっそう悪化した。この日の午前中には福島県立医大への防災消防ヘリ（医師同乗のドクターヘリはこの時点で避難指示区域20km圏外であっても飛行しなくなっていた）による重症患者の搬送が予定されていたが、外部と連絡を取ることができないまま、搬送は立ち消えとなった。

3号機の水素爆発により病院スタッフの放射線に対する不安は一気に高まり、被ばくに備えてタイベックスーツの着用が始まった。金澤院長はこの時点で福島第一原子力発電所はすでに制御不能な状態に陥ったものと認識したという[31]。金澤院長は11時15分に緊急全体会議を召集し、1階リハビリ室にスタッフを集めて、3号機の水素爆発があったことを告げ、この後避難するか病院に残るかは自己判断で決めてほしいと話した。この全体集会を契機に、多数のスタッフの自主避難が始まった。

「病棟にいると、看護婦さんが『先生、私ちっちゃい子どもがいるんだけど、どうしたらいいの』って、みんな聞くのよね。うーんって答えられない」

「（水素爆発があったのが）11時1分で15分に会議をやっているから、14分の間に頭の中で浮かんだこと。『これからボランティアです』って。『僕と一緒に働いてもいいし、避難してもいいですよ』って。考える時間がそんなに

> あったわけじゃなくて、1号機が爆発して、3号機の爆発もあって、もう駄目なんだろうなと」
>
> 「(病院長である自分には避難する選択肢は)100パーセントないよね。僕が『避難しろ』と言って避難したのは、やっぱりそれほど責任ある地位にいない(若い)人たちが多いと思う。年齢の行っている人は責任があるのでね。婦長だったり、その下だったり。だから結構役職に就いている人は残ったね」
>
> 南相馬市立総合病院　金澤幸夫院長（2015年9月1日ヒアリング）

　残ったスタッフによりこの日の夜に開かれた全体会合では、医薬品や医療用酸素の不足、避難所向けに配給される食材では流動食が作れないなど食料の限界や不足、暖房用重油や通勤のためのスタッフの車のガソリンの不足などの問題が取り上げられた。医薬品は1週間程度の備蓄があったが、できる限り代替できるものは比較的余裕のある他の種類の薬を使うようにすること、患者に渡す薬の日数を3日分程度に短くすることなどの対応が決められた。酸素については搬送を業者に打診することとなった。重油については自衛隊に搬送してもらうよう、またガソリン給油についても福島県や南相馬市の災害対策本部に相談することとなった。この時点では通信が断絶に近い状態が続いており、テレビ以外には情報を得ることも発信することも難しかった。職員の心身の疲弊と緊張は増しており、このまま外部から孤立し、物質・人的両方の支援がないままに病院機能を維持していくには限界が近づいていた。

### `3月15日` スタッフ数の大幅減少

　翌朝午前6時10分に2号機で衝撃音がし、4号機でもほぼ同時刻に大きな衝撃音と振動が発生し、その後4号機建屋の損傷が確認された。そのニュースはテレビで繰り返し放映され、スタッフの不安はさらに増大し、自主避難も再び目立つようになった。

　この日出勤した看護師の人数は140名弱から50名ほどに減少していた。合計人数を見ても、震災前の病院スタッフが227人から84

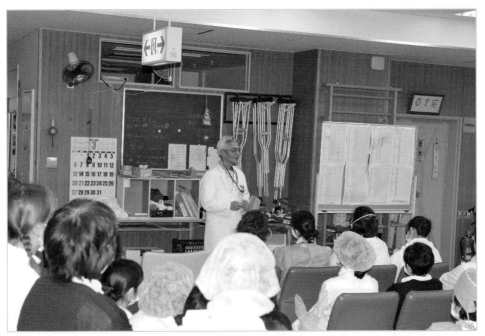

3月14日午前11時過ぎ、南相馬市立総合病院の全体会議で話す金澤院長

人に、医師が14人から11人に減った。この時退避した看護師の事情を、及川副院長は「家族の避難に引っ張られた」と分析する。20km圏内に自宅や配偶者の職場がある人は退避せざるを得なかった、と林看護部長も振り返る。一方残ることを決めたスタッフも事情は様々であり、子供を持つ若い看護師であっても幼い子供を祖父母に預けて働き続ける者もいた。また看護部長、師長、主任等の管理職でない看護師の中で残った者もいる。つまり、自主避難か残留かの決め手になったのは子供の有無や年齢、役職や立場だけではなく、各家庭の事情や個人の意思によるところも大きい。医療人としての責任感と、自らも被災したストレス、家族をケアしなくてよいのかという罪悪感などで、ジレンマに陥っていた者も多かったという。

「3月15日時点で110人ぐらいの患者さんがいたのですよ。食事は看護師とか栄養士とか、あとは女性のスタッフ。検査室とかそういうところの女性スタッフが中心となって作っていました。作っていたと言っても、ご飯を炊くわけで

> はないので、支援物資のおにぎりや食パンを使って。おかゆはおにぎりを柔らかくして、重湯はもっとやわらかくして、みたいな。あと食パンなんかから、パンがゆとかも作ったりしたんです。清掃なんかも、男子職員で手の空いている方がごみを集めて、捨てにいくわけにいかないし、ごみ収集も来ないので、病院の敷地に一回、置いとくという形になりました。あと守衛さんも人の出入りに関しては、男性、レントゲン技師とかリハビリ技師とか、彼らが交代で行っていました」
>
> 南相馬市立総合病院　林薫看護部長（2015年9月7日）

　スタッフ数の減少は病院存続の大きな打撃となった。スタッフの勤務は通常1日8時間（3交代）のところ、24時間を超え36時間にも及ぶ長時間労働となっており、かろうじてローテーションを組んでいる状態であった。帰宅できず病院に泊り込むスタッフも多かった。また、外部委託職員（医療事務19名、給食14名、清掃6名、警備6名）全員が、業者本部からの業務終了の通知のないまま出勤してこなくなったことで、その分の業務も残った病院スタッフが肩代わりしなくてはならなくなった。例えば、給食に関しては、看護師、栄養士等の職員が中心となり、手に入る食材を使ってやりくりした。しかし普段厨房に入ることのない看護師には食材の場所もわからなければ、調理器具の扱いにも慣れていないため、苦労も多かったという。清掃も職員自ら行い、守衛は出入り口を一つだけにして交代で行ったことが記録されている[35]。

　原発事故の状況はさらに悪化していく。午前11時、国は「福島第一原子力発電所から半径20kmから30km圏内の住民は外出せず、自宅内の屋内に待機すること」と屋内退避を指示した。これにより、近隣の私立病院や開業医が相次いで閉鎖した。15日の時点で南相馬市内の調剤薬局はうさぎ堂薬局の本陣前店[36]を除き全てが閉鎖した[37]ため、ほぼ唯一の薬剤処方機関となった南相馬市立総合病院に薬を求める患者が集中し、既に残り少なくなっていた薬剤や物品の目減りがさらに加速した。屋内退避地域は避難指示区域ではないため多くの住民が生活を続けていたが、この日からさらに多くの民間業者が30km圏内への立ち入りを自主的に規制した。さらに30km

を超える50km圏内の営業活動を制限する民間業者も多かった。そのため医薬品だけでなく、食料を含む救援物資の搬送がほとんど行われなくなった。この時点でDMATは12日以降南相馬市での活動はしておらず、公的なボランティア団体、医療支援団体（医師や看護師）をはじめ、救急車両、ドクターヘリなども屋内退避区域には立ち入らなくなった。

> 「きついというか、やっぱり孤立感はありましたよね、見捨てられたんじゃないかっていう」
>
> 「ああ、こういう災害のときは誰も来ないのかなって思ったし、だから、そこで何らかのサポートとか連絡を取れる方法とかがないと、やっぱり現場にいる人間はみんなつらくなりますよね」
>
> 　　　　　　　　南相馬市総合病院　根本剛医師（2015年8月31日）

> 「われわれは難破した船でした」
>
> 　　　　　　　南相馬市総合病院　及川友好副院長（2015年9月1日）

　地震発生後数日がたった15日の時点では、外来患者は急性疾患よりも日常の薬を求める慢性疾患の数が圧倒的に多くなっていた。そのため、救急外来は比較的落ち着いており、残った重症患者の治療の継続とそのための医薬品不足、慢性疾患の外来患者向けの薬の不足、食料や暖房用燃料やガソリンなど残ったスタッフの労働環境を支えるインフラの欠如、スタッフの疲弊などが当面の問題となっていた。外部からの支援がほとんど得られなかった当時、病院では残留したスタッフの不安感を少しでも軽減するため、スタッフの家族を病院内に受け入れた。

### 3月16日 孤立する南相馬市と医療用酸素の不足

　物資はますます逼迫していた。前日から自衛隊が食料を運搬して

くれるようになってはいたが、それらはコッペパンやおにぎりなどの炭水化物と水のみであり、生鮮食品は確保できなかった。重油の補填も困難で暖房の使用は極力控えられ、まだ寒さの厳しい南相馬市では夜の冷え込みが厳しかった。通信状態は悪いままで、固定電話もほぼつながらなかったが、前日からインターネットや携帯メールが何度か通じるようになった。南相馬市関係者や住民、病院スタッフは、電子メールやSNSや携帯メールを使って情報収集を行うと同時に南相馬の厳しい現状を外部に発信し始める。相馬市の住民で会津保健所に勤務していた尾形眞一氏は「南相馬市立総合病院が屋内退避になっても、篭城して入院患者を守りたいが、今のように、必要な物資が届かない事態になれば死んでいくしかない」と地震医療ネットワークのメーリングリストに投稿している[38]。また南相馬市の桜井勝延市長は16日、NHKの早朝番組に電話出演し「南相馬市は兵糧攻めにあっています。ガソリンも、食べ物も、医薬品も、援助物資も入ってきません。陸の孤島になりました。全国の皆さんのご支援をいただきたい」と窮状を訴えた。さらにインターネットの動画サイトYouTubeに英語字幕付きの動画を投稿し、「南相馬市は孤立し、見捨てられた」と世界に向けて訴えかけた。桜井市長の訴えがメディアに大きく取り上げられたことをきっかけに、屋内退避地域の現状に関する報道が始まった。

　医療用酸素は底を尽きかけ、窮地に陥っていた。12日頃から南相馬市防災安全課と福島県が大阪に本社のある総合ガス企業「日本エアウォーター株式会社」と交渉し、14日に同社による南相馬市立総合病院の酸素タンクへの液体酸素補充が行われた。14日の搬入時点で、2000トン入るタンクには約1日分の350トンしか残っていなかったという。ここで一息ついたものの、14日午前11時の3号機の水素爆発を受けて、全メーカーが液体酸素の供給を完全に停止した。さらなる酸素不足を憂慮した南相馬市立総合病院の薬局長は、出入りの酸素卸業者等に電話をかけ支援を要請したが、通信環境の悪さから連絡は難航した。東京に本社のある医療用酸素卸業者の株式会社小池メディカルにも南相馬市立総合病院から連絡があったが、電話、携帯電話、電子メールのいずれによっても、郡山やいわきにある同社営業所と病院の間、さらには営業所の間のコミュニケーションをうまく取ることはできなかった。

15日夜、当時東京にいた小池メディカル前東北ブロック長の田部裕之氏に薬局長からの電話がつながった。この日の午前11時に原発から半径30km圏内に屋内退避指示が出ていたため、安全確保ができないと配送スタッフを送れないということで、まずは田部氏1人が緊急車輌で常磐道を経由して東京からいわきに向かった。いわき営業所での打ち合わせ後の翌16日、田部氏は南相馬市立総合病院を訪れた。

　病院に到着した田部氏は、薬局長と事務長、及川副院長に直接、自らの酸素供給計画を提案した。現在病院で使われている酸素流入器に代わり、在宅医療用の電気式酸素濃縮器を使用するというものであった。人工呼吸器は1時間あたり10リットルもの高流量の酸素を必要とするため、小型ボンベでは間に合わず、壁の配管につないで外のタンクからの酸素を使い続けざるをえない。残り少なくなってきたタンク内の酸素を温存するには、酸素流入器で使う分を抑えるしかない。酸素メーカーからの大型ローリーによる液体酸素の供給の見込みが立たない中、酸素濃縮器により酸素流入器で必要な酸素流量数リットルを大気中から取り出して賄い、タンク内酸素の消費量を抑えて1週間程度時間を稼ぎ、その間に予備酸素を供給する新しい配管の設置をいわき営業所から行うという計画であった。いわき営業所は元々直接ガスの供給を行っていたため、ボンベやトラックなどが常に整備・準備されており、人的にも24時間体制で自前の工事やメンテナンスができる販売店に近い体制を持っているという[39]。しかし、慣れない医療器具を現場に導入するのには問題も予想された。

　「どうしても人工呼吸器は流量が必要なものですから、壁の（配管からの）酸素を何とか保たなきゃいけないと。3リットル、5リットルぐらいの（酸素を使う）患者さんだったら（酸素濃縮の）機械で十分対応できますと」

　「私、（南相馬市立総合）病院さんに言ったんです、もしこの意見（酸素濃縮の機械を使う）が受けられないんだったら、病院に泊めさせてくださいと。泊まって、ここに100本ぐらい、1日分持つだけの酸素を小型ボンベで持っ

> てきて私が1時間置きで全部交換しますからと。これぐらいのボンベだと、1時間も持たないぐらいで交換していかないと間に合わない。取りあえず寝ずにやりますんで、1日、2日だったら寝なくても大丈夫ですと。ただボンベがいつまで供給できるか保障がないんで、できればこの提案をのんでほしいということで」
>
> 「もちろんこの説明は事前に、前の日(15日)の夜に電話がかかってきたとき、薬局長には説明したんです。ところが電話の内容だけだと、ドクターはやっぱり駄目だったんです。通常の使い方じゃないんで。当然ドクターの了解がないと勝手に納めるわけにいかないので。ところが、行ってご説明したらもう一発だったんです。本当にその話が5分で済んだんです。10分もかかんなかったと思うんですけど」
>
> 「私の1回目の打ち合わせが終わってから、(及川副院長が)看護師を全部集めろって言ってミーティングがすぐ始まったんです。そこで情報を全部吸い上げて、集めて、パッと答えが出たんです」
>
> 小池メディカル　田部裕之氏(2015年9月11日ヒアリング)

　田部氏の提案を受けて、及川副院長は南相馬市立小高病院から移動してきた看護師も含めたスタッフを召集し、酸素濃縮器の使用について説明を行って意見をとりまとめ、当面の液体酸素の必要量を推計し、約30分後に改めて支援を依頼した。田部氏は、本社の了承を得て、翌17日に酸素濃縮器を東京から南相馬市立総合病院に運んだ。田部氏は17日に再び南相馬入りする際、酸素濃縮器での代替システムがうまくいかない場合の最悪の事態も想定し、郡山経由で充填所を何箇所か回ってバックアップ用の酸素ボンベを充填していった。これらのバックアップ用酸素ボンベは、17日に南相馬市立総合病院以外に巡回した市内の大町病院や小野田病院の倉庫などに保管された。日本エアウォーター、小池メディカル、関連業者の支援により、医療用酸素が不足する事態は間際で回避された。

### 3月17日-21日 入院患者の避難

　金澤院長は、通信環境が少しずつ改善し始めた15日以降、自らのつてのある病院に患者の受け入れ要請を続けていた。病院に残る患者数を減らすためである。15日から17日にかけて南相馬市立総合病院の救急車1台を使い少しずつ転院可能な患者を転院させていたため、入院患者数は142人に減っていた[40]。この時点で残ったのは重症患者が多かった。17日にはようやく本格的な患者の転院搬送が決まった。福島市にある福島赤十字病院に20人、済生会福島総合病院に8人、郡山市の南東北病院に20人、といった患者受け入れ承認の連絡が入ったのである。搬送は17日の午前中から開始された。

> 「自分の先輩が（南東北病院の）院長をしているんで電話かけて『（患者を）引き取ってください。何人いいですか』と聞いた。済生会が10人ぐらいで、日赤は『何人でも』って。南東北も『何人でも』って」
>
> 「（患者の搬送には）自分たちの車両と救急車と、あとマイクロバスと（を使った）。消防署の救急車も多分、手伝ってくれていました。で、そっちに行ってもいいっていう患者を移して。なるべく患者を少なくしたいなと思っていたから」
>
> 　　　　南相馬市立総合病院　金澤幸夫院長（2015年9月1日ヒアリング）

　南相馬市は15日から市民の自主避難の支援を始めていた。南相馬市の桜井勝延市長は避難を希望する市民のうち1600人を新潟、群馬の両県に移すことを市として独自に決定し、16日と17日市民への説明会を開いていた。15日から17日の間に市内の避難所から市外へ大型バスで1939人が避難している[41]。

　18日午前中、当時の環境大臣、内閣府特命担当大臣（防災）の松本龍氏が震災後はじめて南相馬市を訪れ、同日午後3時40分過ぎに南相馬市立総合病院にも来院した。その際、病院の応接室では松

本大臣、南相馬市長・桜井勝延氏、南相馬市立総合病院・金澤幸夫院長、及川副院長、近隣の小野田病院理事長・小野田善光氏による意見交換が行われた[42]。この場で南相馬市内の病院の厳しい状況が説明された。この会合後、国が「南相馬市内の全入院患者を遠方に避難させる」という政治判断を下し、午後6時ごろ、南相馬市関係者や福島県防災センターから南相馬市立総合病院にも電話で伝えられた。患者搬送のための自衛隊の派遣も決まった。

　この連絡を受けて、南相馬市立総合病院では18日時点で残っていた入院患者107人全員を新潟県に搬送する準備が開始された。その日のうちに全患者へのトリアージ[43]が行われ、どの患者を先に送り出すか、どのスタッフが付き添うかなどの搬送計画が策定された。この計画に基づき、夜を徹して転院先への紹介状作成や患者の容態急変に備えた薬の準備などの作業が行われた。

　19日午前9時、南相馬市立総合病院の駐車場に自衛隊第12後方支援隊衛生隊（配属東部方面衛生隊含む）の搬送用救急車8両、人員35名[44]が集まった。病院の記録ではこの時点で自衛隊車両（患者4人搬送可能）10台とマイクロバス2台が集まっていたという[45]。DMATや消防の救急車は屋内退避区域内には入らないため、唯一区域内で活動していた自衛隊が約20km離れた伊達市川俣村にある第一中継地点の福島県立川俣高校まで陸路で患者を運び、そこに待機しているDMAT6チームに搬送を引き継ぐという計画だった[46]。当時、川俣高校はスクリーニングと除染を行う場となっており、全入院患者に対して広域避難の前に放射線サーベイを行い、証明書を発行してもらう必要があった。当初19日中の搬送完了を目指していたが、搬送には思いのほか時間がかかった。また消防側の対応能力限界との情報を受けて、この日自衛隊車両で川俣高校に搬送されたのは57名[47]であった。

　翌20日午前8時15分から搬送が再開された。この日は32名を陸路で福島県立医科大学を中継地点として新潟に搬送するチームと、8名を自衛隊車両で相馬港に運び、海上保安庁の巡視船のヘリポートからドクターヘリで新潟市民病院へ送る[48]という2チームに分かれた搬送となった。空路チームの集合場所となった相馬市の相馬港は半径30kmのすぐ外側にあるが、津波被害が大きく、前日19日に

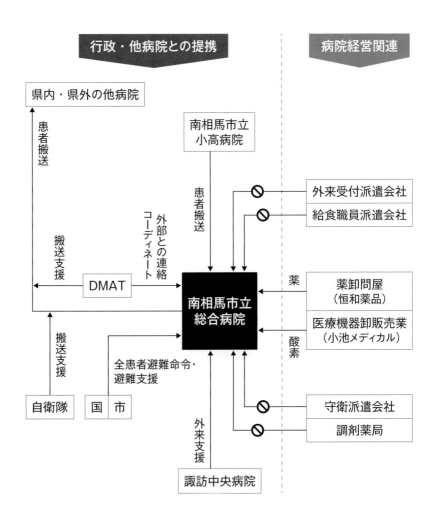

やっと大きな漂流物や沈没物が取り除かれたばかりだったという[49]。午前9時5分をもって残る入院患者40名の送り出しが終了した。全身状態の悪化により搬送に耐えられなくなった患者4名が、中継地点の福島県立医科大にそのまま入院するなどしたため、最終的に新潟県の各病院に搬送されたのは92人となった[50]。11人は転院先が急遽変更され、自衛隊の車両ではなくチャーターされたバスで福島県内の病院に搬送された。

　国が18日になって入院患者の全員避難を決定したことについて、及川副院長は「病院存続できるかなと思っていたけれども、最後は10日間もいるとみんな疲弊しちゃって、ちょうど渡りに船になったような感じ」だったと振り返る。医薬品も食品も底を突きかけた

厳しい状況の中、被ばくの不安を抱えながら医療を継続してきた病院スタッフは心身共に疲労していた。15日に一度撤退した給食委託業者が17日に戻り、20日の入院患者搬送が終了するまで食事の提供が行われたことで、職員の負担は少し軽減されたという。しかし入院患者の送り出しを終える20日まで、震災翌日のDMATを除けば外部からの人的支援は全くなかった。国や福島県、南相馬市災害対策本部を通じて日本看護協会に災害支援ナースの派遣や、日本医師会に応援の医師部隊の派遣が要請されたが、原発事故がまだ収束しない中では職員の健康の保障ができないため派遣は困難であるとの理由で、実現しなかった。2011年3月末日の時点で、南相馬市立総合病院への外部からの人的支援は、21日から26日にかけてボランティアで来訪し、外来診療の支援にあたった諏訪中央病院のチーム（医師、看護師、薬剤師など）のみであった。

20日に全ての入院患者の避難が終了した後、南相馬市立総合病院では入院患者は受け入れず、可能な限り外来診療を継続することが決まった。後述するように、南相馬市立総合病院以外の30km圏内の他の医療機関はすでに全ての診療を停止していた。しかし南相馬市には約1万人の住民が自主避難を望まずに残っており、その多くが高齢者だった。さらに市内の避難所にも、自宅を失った市民約5000人が身を寄せていた。一方で、スタッフ数はさらに減少を続けた。21日の時点で医師は8名に減っており、今後の病院運営の見通しがたたないため新しい職場を探す病院スタッフもいた。21日以降、残る病院スタッフは外来診療や救急当直、休日診療などの通常業務のほか、避難所を巡回しての住民の健康管理など病院外での業務も行うようになった。

> 「入院患者と一緒に移動してたり、戻ってきたりというのもありますが、病院としての入院機能もなく、外来も制限されている状態で看護師が空く形になりますから。医療スタッフはどうするのという形になったときに市内・市外の避難所に派遣して、実際に避難所勤務もさせています」
>
> 　　　　　　　南相馬市立総合病院　高島正一事務長　（当時）
> 　　　　　　　　　　　　　（2015年11月26日ヒアリング）

# 大町病院

　医療法人社団青空会大町病院は原発の北25km、南相馬市原町区に位置する私立の総合病院である。病床数は188床、13個の診療科をもち、震災前の医師数は12名だった。また非常勤医師が3名、看護師が96名、医療技術者が28名、事務その他の職員が61名いた。

### 3月11日　震災当日

　地震直後、大町病院では電気が通じており、建物やその他のインフラも水・ガスが1-2日出なかった以外は無事であった。津波到達直後、大町病院には55名の患者が搬送されてきた[51]。緊急入院は18人であった[52]。トリアージ時にすでに死亡が確認された方も多くいたという。また大町病院の同系列の老人向け施設ヨッシーランドが海岸線から約2kmのところにあり、津波により壊滅的な被害を受けた。ヨッシーランドの敷地内には介護老人保健施設、訪問看護施設、在宅介護支援施設、認知症高齢者グループホームなどがあり、従業員や入床者、デイサービス利用者約140人と職員約60人が被災した。ヨッシーランドは南相馬市の防災ハザードマップ（2009年）では津波被害の想定区域には入っていなかったが、余震が続く中、南相馬消防署を訪れた同施設の職員は消防署員に万が一に備えて高台に避難した方がいいと勧められた。同所では数百メートル離れた体育館に避難することを決め、駐車場に利用者を集めて職員の車に乗せ始めていた。そこを津波に襲われたという。津波がひいた後必死の救助作業が行われ、従業員を合わせ100人以上が大町病院に収容された。

### 3月12日-13日　医療継続

　大町病院の猪又義光院長もまた、震災当日は福島第一原子力発電所の事故についての情報には触れておらず、12日に発生した1号機の爆発はテレビで知ることとなる。南相馬市立総合病院と同様、大

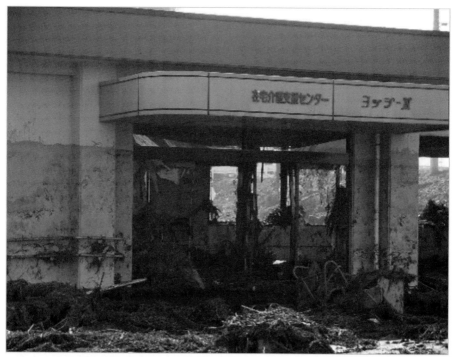

3月11日津波で損壊したヨッシーランド（写真提供：大町病院）

町病院も一時180人を超える大量の患者の対応に忙殺されており、スタッフは1号機の爆発に動揺したものの、医療を継続した。大町病院には20km圏内の病院などからの患者受け入れ要請は無かったが、13日から14日にかけて上述のヨッシーランドの入所者7人の転院を受け入れた。13日に南相馬市災害対策本部に患者の搬送を相談しようとしたが、通信状況の悪い中、災害対策本部員会議にその情報は届かず、具体的な動きはなかった。

### 3月14日-18日 患者避難決定

14日11時1分に3号機が水素爆発し、原発から半径20km圏内に避難指示が出た事を猪又院長はテレビを通じて知る。放射線科で管理されていた数台の放射線測定器による外部線量の測定が始まった。午後3時から南相馬市立総合病院で行われた病院長会議には猪又院長や事務局長など数名のスタッフが参加したが、猪又院長は会議前に既に避難を決意していたという。

早速、患者数を減らすために、歩行可能な入院患者についてはその家族に引き取りを依頼しはじめた。入院患者数は15日に176人に達して、病床は満床であった。医師11人は総出で入院患者のケアに集中していたため、この時期に急患を受け入れたり、その他の外来診療を行ったりする余裕はなかった。定期的に患者が訪れてくる人工透析診療は続けていたものの、15日からは午後を休診とし、入院患者の家族に対して引き取りを依頼する連絡の時間にあてたという。16日には人工透析入院患者19人を竹田総合病院に転院させた[53]。

> 「僕はもう14日、3号機がいわゆる水素爆発を起こしたっていうとき、この時点でもうどんなことがあっても搬送しようと思ったんです。そして、患者を搬送するぐらいだから、われわれも近々どっかに避難しなきゃなんないかなぐらいの感覚だったです」
>
> 「今のところ何も、とにかく患者搬送。それから入院患者がいるので、入院患者の手当てだけはしっかりしてもらいたいということだけ言ったけど。外来を受け付けるっていう余裕は全然なかったです、急患は」
>
> 「(14日3号機の水素爆発の後職員に対して) 水素爆発だということと、俺はまだここにいるんだと。大町病院の中枢を相馬に移すっていうことは、まだ俺は考えてないよと。やれるだけやってみるっていうことだったんだな、確か」
>
> 『とにかくわれわれの責任は、まだ入院している患者さんがいるんで、その患者さんを完全に送り出して、われわれがデューティーフリーになるまで（責任を果たすまで）は皆いてもらわなきゃ困る』みたいなことは言った」
>
> 大町病院 猪又義光院長（2015年9月7日）

猪又院長はとにかく患者避難を優先させ、職員の避難については明確な指示は出していない。しかし当時、徐々に看護師や薬剤師ほかスタッフ、派遣職員の数は減少していった。家族の避難に同行し

ていく者が多かったという。16日には看護師の人数が20人まで減少していった。家族の避難に同行していく者が多かったという。16日には看護師の人数が20人まで減少した。そのため、事務を担当していたスタッフが職員数の減った看護部に入り給食提供を手伝うなどしていた。

　患者の転院先は猪又院長や医師たちが自ら探し、搬送手段の調整も行わなくてはならなかった。猪又院長はまず南相馬市長の桜井氏や、北隣で30km圏外の相馬市へ搬送することを考えて相馬市長の立谷秀清氏に連絡した。しかし事情は聞いてもらえたものの、南相馬市や相馬市にある他の病院は既に多くの患者であふれており、受け入れられるのは1、2人との事であった。福島県立医大など中通りにある他の病院も状況は同じであった。以前大町病院で勤務していた呼吸器科医師が震災当事福島県立医科大学の災害対策本部に在籍していたため、この医師を通じて福島県立医大にも患者を受け入れてもらえたが、その数は2人に留まった。一方で、大町病院には19日の段階で100人以上の入院患者が残っていた。通信状況の悪い中、医師たちは自らの医局のつながり、出身大学の同僚や先輩・後輩、もしくは平時に患者のやりとりをしている医者などの個人的ネットワークを駆使して連絡をし、受け入れ先を探した。

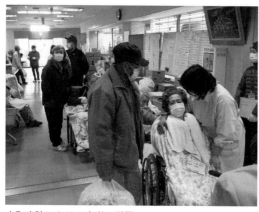

大町病院における患者の避難

「（大町病院の医師の）先生たちの知り合いの先生にみんな電話かけていただいて、僕もいろいろかけたんですけど、とにかく無理だっていうことで。ただ1人か2人ぐらいず

> つはあるんです。でも、そういうのは遠い所で、それだけでもうものすごい労力かかっちゃって。救急車も1台しかないですから、搬送方法も何もないし。あるいは警察のヘリコプター利用して搬送とか、ドクターヘリでどうのこうのっていう、もうそれもとってもできないことで」
>
> 「診療所レベルだったら、(1人か2人ぐらいの搬送でも)自分の役目は十分成り立つんでしょうけど、病院としての役目は駄目ですね。1人か2人ではもうどうしようもないです」
>
> 大町病院　猪又義光院長（2015年9月7日）

　物資不足も深刻化していた。14日に人工透析用水の確保はできたが、17日の時点で点滴薬などの医薬品が不足していた。11日夜におにぎり400個の配給があった以外は米も手に入らなかった。市内の商店街やコンビニエンスストアは12日の1号機水素爆発以降、閉店していた。15日には1度肉を購入でき、15日・16日には猪又院長の家族から食料の差し入れなどにより10日分の食料が確保できていたが、先の見通しは立たず病院内にある食料のみで工面しなくてはならない状態であったという。南相馬市から配給される乾パンなどの非常食はそのままでは患者に食べさせられず、お湯に溶かして口に運ぶなどの介助が必要であった。残る17人のスタッフでは、3食は賄えず、17日から1日2食となっていた。17日には南相馬市に食料支援を要請、18日には猪又院長など病院関係者がマスメディアに出演して窮状を訴え、人手と医薬品の支援を呼びかけている。

## 3月19日-21日　患者の広域搬送

　勤務医の1人、佐藤敏光医師が出身校である群馬大学に要請し、19日には62人の患者が群馬県内の病院に搬送された[55,56]。20日には13人（群馬県内12人、福島県立医大1人）、21日には50人（群馬県内49人、福島県立医大1人）がさらに搬送された。搬送手段は猪又院長の個人的な知り合いを頼り、工面した。猪又院長の出身大学である東京慈恵会医科大学が手配した警視庁のバスと、知り合いの福島県立医大第一外科に勤務する医師を通じて手配した自衛隊のトラックとが動員されたという。自衛隊の記録によると、担当は南

相馬市立総合病院と同様、第12旅団後方支援隊衛生隊（配属東部方面衛生隊・第一空挺団含む）であり、搬送用救急車9両と人員27名とが21日午前9時10分に大町病院に到着している[57]。21人の患者を大町病院から福島県南相馬市鹿島区にあるサテライト鹿島を経由して群馬県へ搬送され、さらに26人の患者がサテライト鹿島へ搬送された。サテライト鹿島は当時福島県の放射線サーベイランスと除染場所に指定されていた。また自衛隊による搬送以外には、川俣町まで車両で運び、そこからDMATが引き継いで各病院に搬送したケース、家族が自宅に引き取ったケース、家族が自力で転送先を見つけたケースなど様々であり、それぞれの正確な人数は不明である。

残る患者50人を21日に送り出し全患者避難が完了すると、猪又院長は全職員に対して、当分の間休診し、病院を閉鎖する旨を告知した。

> 「21日にいったん解散しようって、あと追って連絡するからって。そんな長い時間は僕の決心もかかんないし、いろいろ身の周りを固めて、どうするか決めた上で連絡しますよっていうことで（病院の一時閉鎖を職員に伝えた）」
>
> 　　　　　　　大町病院　猪又義光院長（2015年9月7日ヒアリング）

猪又院長によると、入院患者の避難に際して最も困ったことは人手不足だった。余震でエレベータが動かなくなることが多く、上層階から1階への患者の移動は2人がかりで患者を担架に乗せて階段を使って行った。ストレッチャーを使えるような状況ではなかったという。14日の3号機以降職員数は減少を続けていたが、避難完了時医師のほとんどは病院に残っていた。震災前に100人以上いた看護師のうち残っていたのは役職付きや昔からいるメンバーなどを中心に約1割、14人であった。医療事務のスタッフは2人、給食業務の委託業者も19日まで残留していた。震災発生時から避難完了までの間、大町病院には外部からの人的支援はDMAT、公的な支援団体、ボランティアの医師などを含めて全く来ていない。その中で猪又院長は、出入り業者の日清医療食品株式会社と株式会社恒和薬品の厚意が有難かったと述べている。

日清医療食品は仙台支社をベースに相双地区の複数の病院や福祉

施設等に給食を提供するサービスを行っていた。震災当時楢葉町にいた営業担当者数名がそれぞれの受け持ち地区に入り、調理職員の安否確認を行ったが、連絡はなかなか取れなかった。行方不明になる者もいれば、職場が心配で通常のシフトとは無関係に出勤してくる者など様々であり、その日その日の職員数の確認はできなかった。連絡のついた調理職員からは「こういう状況でも働かないといけないのか」という声もあがっていたが、地震発生後1週間ほどは、会社として「残りなさい」とも「危ないから撤退しなさい」とも指示していない。担当病院への対処については、スタッフの状況と食材の在庫量やその食材を使える献立などを考慮して、営業担当者個人が判断していた。相双地区の営業担当者や調理職員は患者避難の完了する19日まで大町病院に残っている[58]。平時、日清医療食品は大町病院に調理人材を派遣するだけで食材供給は行っていなかったが、震災発生後の1週間に関しては、相双地域にある他の病院や施設への食材供給と合わせて、大町病院にも手に入る食材を回して患者の給食を提供していた。

　恒和薬品は南相馬営業所を拠点に相双地区の新地町から富岡町までの地域にある病院や老人介護施設、薬局などに医薬品を共有していた。地震発生直後の3月11日は、本社、取引先、行政のいずれとも連絡がつかなかったが、そのまま業務を継続した。電話での注文ができなかったために病院や老人介護施設などの取引先の担当者が直接営業所に医薬品を取りに来ている。パート職員などが自主避難したため、3月12日からは営業社員9人のみが残って自ら配達なども行い、営業を継続することとなった。12日夕方に予定されていた南相馬市や相馬市方面の配達については、相双保健福祉事務所の職員4-5人が支援に来ている。恒和薬品の南相馬営業所が配達先ごとに薬剤を振り分けて梱包した後、保健福祉事務所の職員が配達作業にあたったが、1号機の水素爆発を受けて、被ばくの不安が高まっており、保健所職員はビニールのかっぱを着て、ゴム手袋をはめるようになっていた。

　この頃、福島市にある恒和薬品の福島営業所に置かれていた衛星電話を南相馬営業所に運んできたという。同社では震災の数年前から、各県の基幹営業所に1台ずつ非常時用の衛星電話を設置していた。この衛星電話を用いて、同社の郡山物流センターや他の営業所

などと連絡を取り合い、情報収集や薬剤の注文を継続的に行うことができるようになった。郡山物流センターには、東京にあるグループ会社から毎日大型トラック10トン車2台で物資輸送がなされており、そこから南相馬営業所用に優先的に商品を確保してもらえた。

> 「注文と電話がほとんど取れない状態でした。給食関係（の商品）はうちも結局入ってくる量がどれだけ来るか分からないもんですから、ご注文取れないような状況でした」
>
> 「本当に必要な方は、うちの営業所のほうに取りに来られたんです。特老とかああいう所も結構多かったですね。隠し事ということをしないで、在庫をみんな見てもらったんです。見てもらって、（納入しなくてはならないのは）1カ所だけじゃないもんですから、必要最小限で、多くても2ケースぐらいずつ持っていってくださいということを一応得意先の方にお話ししまして。それで（その得意先が）今まで使っていない商品の在庫もあるわけですよね。そういうやつでもいいですから持っていってもらっても構わないということで。一応使えるものを持っていってもらうような形でした。
>
> 恒和薬品　齋藤幸博営業課長・齋藤文雄管理薬剤師<br>（2015年10月19日ヒアリング）

3月15日11時、半径30km圏内に屋内退避指示が出ると、南相馬営業所は閉鎖され、その時点で残っていた職員6名も福島営業所に移転する。当時南相馬市では物流が滞り始めており、配達用の車のガソリンも全く入手できなくなっていた。移転にあたっては、15日郡山本社から送られてきた営業所移転を知らせる書面フォーマットに衛星電話の番号や職員個人の携帯番号などを記入し、平時の取引があるかないかに関わらず主な南相馬市内の病院や薬局などを回って、薬局長や事務長、発注担当者など連絡できる人全てに1通ずつ渡した。このことが功を奏して、移転後も常に屋内退避地域の病院は恒和薬品担当者と連絡が取れる状態であったという。

移転後、福島市にある福島営業所をベースとした相双地区への医薬品配達が続けられた。病院や薬局などから夜の間にファックスで

注文が入り、それを元に郡山物流センターに受注書を書いて注文を出し、当日の午後2時もしくは翌朝の2本の便で郡山から福島営業所に届けられた薬剤を得意先ごとに振り分けて梱包する。原発から半径30km圏外の南相馬市鹿島区や相馬市までは恒和薬品の職員が直接配達し、半径30km圏内の搬送は自衛隊に依頼した。自衛隊による半径30km圏内の病院への医薬品輸送については、福島県の薬務課が自衛隊や他の医薬品卸会社と調整したという。医薬品の集約場所となっていた福島県庁正面の噴水広場に各医薬品卸会社が荷物を毎朝9時までに持っていき、自衛隊が搬送用車両に積みこんで各病院に届けるシステムが16日朝から始まった。それ以外に病院や薬局で必要なものが出てきたら、南相馬営業所に在庫があるものは恒和薬品の職員が福島営業所から南相馬営業所まで来て、在庫からその分を取って配達する。在庫にないものに関しては、恒和薬品の職員が郡山物流センターまで取りに行き、福島営業所経由で相双地区に配達した。

　大町病院でも医療用酸素が不足していたが、恒和薬品の職員が平時から様々な病院やクリニック、薬局などに横断的に出入りしていたことが役立った。当時の大町病院では事務職員も減少し、誰も酸素の発注の方法がわからない状態だった。そのため、恒和薬品の職員が窓口となり、つきあいのあった小池メディカルの担当者の携帯に電話をかけ、酸素や笑気ガスの注文や配達についても大町病院に代わり調整を行った[59]。

> 3月14か15日ごろから爆発によって（半径）20kmか30kmは屋内退避だったので、その頃から（薬は）自衛隊に委託して運んできてもらいました。特殊な薬は難しかったです。肝硬変か肝炎などの薬は院内にはなくて。抗生物質は厳しかったけれどもそれ以外はだいたいそろいました。偏ってはいて、症状に合ったものはなかったかもしれませんが、点滴などはありました。薬局にも少し行って薬を探していたのですが点滴（用輸液）など定期的なものはありました。酸素もありました。
>
> 　　　　　大町病院　徳野真奈美医局秘書（2015年12月18日ヒアリング）

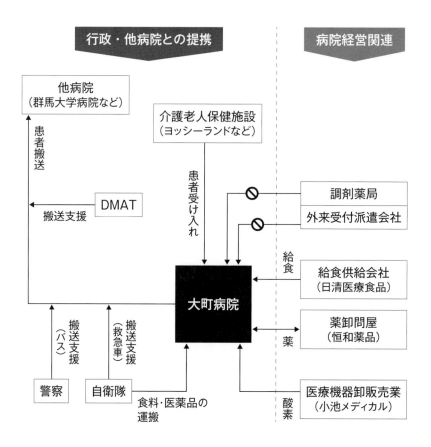

### 3月22日-28日 診療再開の準備と入院医療の受入れ

　3月21日の解散宣言は、原発事故の事態が収束し、目処がたったところで病院を再開する事を見据えてのものであった。そのため、猪又院長は解散後も毎日職員への電話連絡を続けた[60]。22日からは患者の搬送先情報を集約し、患者家族への連絡を行った。

　22日から3月26日まで、猪又院長は診療再開に向けた対応の取りまとめに着手している。再開に向けていくつかの問題が生じた。スタッフの確保は、医師・看護師ともに何とか目処をつけたが、最大の問題は近隣の調剤薬局が開いていないことであった。14日の3号機水素爆発や、原発から半径30km圏内が屋内退避区域に指定されて以降、南相馬市の薬局は全て営業を停止していた。大町病院を含め多くの病院は院外処方であるため、入院患者分の薬剤は院内に

あるがそれ以外の準備はなく、外来診察を行っても薬を出すことができない。この問題は、猪又院長の知人が調剤薬局の薬剤師に連絡を取り、病院再開に間に合うように戻って来るよう説得してくれたお陰で解決された。一方で、医療事務委託業者からは30日に業務継続断念の申し入れを受けている。外来診療を再開すれば、中には入院が必要となるケースも出てくる。しかし、22日に南相馬市が緊急時避難準備区域に指定されると、福島県は原発の状況によっては再度避難が必要になるかもしれないという懸念のもと、30km圏内にある病院での入院患者の受け入れを禁止した。震災前、相双地区にあった入院可能な病院数は14であったが、そのうち11病院が30km圏内に入り入院患者の全員避難が行われた。さらに南相馬市北部の鹿島区にある鹿島厚生病院（原発から34km）もみなし30kmと認定されたため外来診療だけが継続されていた。その結果、相双地域で入院患者を受け入れることができるのは、30km圏外の相馬市にある公立相馬総合病院と相馬中央病院だけとなっていた。避難所や自宅に残る市民の数から考えても、入院病床の絶対数は不足していた。産科や精神科など特別なケアが必要だったり、脳疾患や心臓手術のような一刻を争う緊急医療を必要としたりする患者も行き場を失った。こうした状況下で、3月28日、猪又院長は4月4日に診療を再開する意思を全職員に伝えた。

# 渡辺病院

　医療法人伸裕会渡辺病院は福島第一原発の北25km[61]の南相馬市原町区に位置する私立の病院であり、救急診療に強く多くの救急車を受け入れていた。海岸からの距離は4kmほどある。1日の外来患者は約300人、病床数は175床。これに対して病院スタッフは医師8名、看護師が83名、看護助手30名、リハビリ職員5名、検査技師8名、臨床工学士2名、薬剤師が4名、放射線技師10名、外部の派遣スタッフ（労務、事務など）約20名、給食業者約12名、警備業者が4名ほどいた[62]。

### 3月11日 震災当日

　渡辺病院でも、地震による水道配管の破損やエレベータの停止などの被害はあったが、建物は壊れずに残った。近くの工事現場にいた建築業者の力を借りて水漏れを止め、他の電気・ガスなどのライフラインは当日すぐに復活したため、通常通りの医療を提供することが可能であった。渡辺病院にも、他の病院と同じく津波による負傷者が搬送され、救急対応が行われた。最大175人ほどしか患者を受け入れられないところに、35-40人もの患者が一気に到着したため、オーバーベッドの（病床数が足りない）状況で患者を診療していた。津波によって骨折した者や低体温の患者が多かったという[63]。低体温症の患者は1日ほどの入院で自宅に帰すことができたが、骨折などの患者はそのまま入院することになった。

　11日の時点では、原発事故についての福島県や南相馬市からの情報はほとんど無かった。渡辺病院の標葉隆三郎院長（当時）は、深夜、友人からの電話で原発から半径10km圏内の浪江町の住民が南相馬市に避難してきていること、原発が危険な状態にあることなどを知らされる[64]。

　地震発生当時、渡辺病院の理事長の渡辺泰章氏は、原発から半径10km圏内の浪江町に立地する介護老人保健施設「貴布祢」にいた。電気やガス、水道など全てのインフラは停止してしまっており、電話連絡もつかなかった。当日は原発事故に関する情報はなく、様子を見るためにそこに留まっていたという[65]。

### 3月12日 原発事故の状況悪化と患者数の増加

　12日、標葉院長は午前中から、福島県立原町高校の体育館で始まった検死作業に参加していた。お昼頃、標葉院長は警察関係者に原発の爆発の危険性があるので屋内にいるようにと指示を受ける。標葉院長は東北大が核実験後のマーシャル諸島で甲状腺検診を行った際に同行した経験を持っており、その時の知識から、原発から渡辺病院までの距離やその間に山があることを考慮すると、チェルノブイリ型の爆発が万が一起こったとしても、20km以上離れた渡辺病院のところまで中性子線が飛んでくる恐れはないと判断した。屋

内退避を行えば十分に放射線から身を守れるだろうと考えていた、と標葉院長は述べている。

> 「爆発してから避難ではなくて、その前に情報が漏れていったんだろうけど、11日の夜中にもう既に、浪江の人で退避する人は退避している。（原発）職員がいるから、どのぐらいひどいかは分かってるんだよね。」
>
> 「12日お昼頃、検死している最中に、警察関係者の人に、屋外へ出ないでくれと。『どうも（原発が）危ないみたいで、爆発が起これば、いわゆる放射能が飛び散るので屋内にいてください』って言われた。音聞こえるわけないんだから、30キロぐらい離れているからね。だから、そういうふうに言われて、それが12日」
>
> 「30キロ離れてれば、まず、大丈夫だろうと思った」
>
> 渡辺病院　標葉隆三郎院長［当時］[66]（2015年8月31日ヒアリング）

一方、介護老人保険施設「貴布祢」にいた渡辺理事長は12日、浪江町役場から避難指示を受けた。その日の朝から昼にかけて、役場手配の観光バス2台と、消防の救急車1台、さらに自分たちの乗用車などを使って、貴布祢の入所者96人とデイサービス利用者20人弱を、浪江町でも3kmほど山側の津島地区にある特別養護老人ホーム「オンフール双葉」に移動させる。この際、町役場の職員1人を除けば、保健所や役所の行政職員、警察、自衛隊などはいなかったという。移動の際は、インシュリンや抗生剤などの薬剤や点滴を、地震でぐちゃぐちゃになった施設内から探し出して集めて一緒に持っていった。また寒さ対策のマットレスなども持っていき「夜逃げ同然みたいな感じ」だったと渡辺理事長は語っている[67]。

オンフール双葉には、貴布祢の一団の他に、妊婦5人を含む近隣病院の患者や近隣住民数人も避難してきていた。当初オンフール双葉に行けば電気もガスもあるという話であったが、結局そうしたインフラは全て停止していた。また特別養護老人ホームであるため食

べ物や医薬品の準備もなく、患者や妊婦のケアには不適切であった。通りかかった双葉町消防署の救急車に妊婦の搬送を依頼するも断られ、浪江町役場に相談しようにも電話がかからなかったり、つながっても対応がなされなかったりという状況であった。

役場からは、浪江町から福島市まで続く国道114号を使って、さらに川俣村方向に逃げるよう指示があった。しかし、渡辺理事長は当てもないままに100数十人を移動させることを問題視し、12日夜、副施設長に浪江町から渡辺病院のある南相馬市原町地区までの道路状況を確認させた。副施設長は12日深夜、渡辺病院やその近くにある系列の介護老人保健施設「長生院」の車を連れて戻ってきた。そのため、渡辺理事長は、患者全員を渡辺病院に移動させることを決め、12日夜から13日の朝にかけて、オンフール双葉と渡辺病院の間を数回往復して搬送を行った。

12日午後11時頃、原発から半径5km圏内にあった特別養護老人ホーム「せんだん」の一部の入居者17人と職員3人が、福島県警の車両でスクリーニング場所である南相馬市の相双保健所を経由して渡辺病院に移動してきた[68]。貴布祢やせんだんなど外部施設からの患者を受け入れたことで、12日夜の時点で、渡辺病院内には約250人を超える患者がおり、医師やスタッフは病院に泊まりこみで対応にあたるようになった。ベッド数が足りず、廊下やリハビリ室の空きスペースにマットを敷いて患者を寝かせたり、座らせたりする形で受け入れたという。

渡辺病院では、この頃から病院内にあったガイガーカウンターや空間線量計での計測を始める。入り口や出口の管理なども始まった。原発に近い場所から避難してきた患者の中には、線量計が振り切れるほどの値を示したり、体に付着したちりに含まれる放射性物質によりレントゲンのフィルムが感光したりすることもあった[9]。

### 3月13日-14日 病院機能を維持

この時点では、避難指示はまだ出されていない。そのため、渡辺病院ではそのまま全ての病院機能を継続していた。しかし12日の1号機の水素爆発、避難指示区域の拡大などをうけて、スタッフの不

安が増しており、既に人数が減り始めていた。また他の施設の患者や職員などを受け入れたことで、残るスタッフの負担も増していた。

　14日11時の3号機の爆発は、渡辺病院のスタッフの不安に拍車をかけた。この日の午後3時、南相馬市立総合病院で行われた病院長会議には、渡辺病院からは標葉院長と大平広道医師が参加しており、地域医療機能を残すため病院の運営を続ける事を確認している。標葉院長自らの放射線に関する知識に加えて、細井教授の放射線に関する講義が、残留するという判断を行う判断材料になったという。細井教授の講義内容は、この日開かれた集会で標葉院長（当時）と大平広道医師（当時）からスタッフに共有された[70]。この時点では通信状態は悪いままで、固定電話はほぼつながらなかったが、携帯電話や携帯メール、インターネットが少しずつ通じるようになっていた。

### 3月15日 スタッフ減少と避難の決定

　15日朝、状況が大きく動いた。病院に来るスタッフが激減したのである。標葉院長が15日朝8時過ぎに病院に到着すると、病院内には退避という方針が伝わっており、歩ける患者は自宅に帰され、病院の上層部から職員に対して出勤しなくてもよいという連絡が回っていた。この日の早朝に、病院全体の避難という決定がなされていたという。医師は8人全員残っていたものの、83名いた看護師は12人、30人いた看護助手は1人、技師などのスタッフが約10人となっていた。また、外来受付を担当していた業者や給食業者が本社からの指示により撤退したため、派遣スタッフ32人全員も来なくなった。前日の14日午前11時過ぎ、南相馬市立総合病院では3号機の爆発を受けて避難か残留かの選択をそれぞれの職員の自主判断に任せ、その結果多くの職員がいなくなっている。その情報が14日夕方には渡辺病院など近隣の病院のスタッフにも伝わっていたという。さらに当時、原発事故に関する情報は、テレビのニュースに加えて近隣住民や知り合いを通じたうわさや憶測も含めて様々なものが飛び交っており、スタッフの不安が高まっていた[71]。15日朝、標葉院長は避難に伴う移動により重症や高齢の患者にかかる負担を考慮し、残ったスタッフを集めたミーティングで「籠城作戦でしばらくいこうと思う」と述べている。

13日の時点で、渡辺病院に受け入れていた「せんだん」の利用者と職員20人は特別養護老人ホーム「長寿荘」へ、貴布祢の一団約100名も渡辺理事長と共に病院のすぐ近くにある系列の介護老人保健施設「長生院」へ移動していた。これら2つの施設では水道や電気・ガスなどライフラインは全て維持されており、食料もあった[72]。しかし、自主避難を決めた家族に同行する職員もおり、職員数は徐々に減っていった。長生院には元々96名の入所者がいたため、貴布祢の利用者と合わせて160人ほどの高齢者を、減りつつあった職員20人弱（そのうち3分の1は運転手や職員の家族など）でケアしていたという[73]。渡辺理事長は「（15日か16日に）これで終わりだなと。基本的に貴布祢にはもう戻れないよという話で、一応、解散するというふうに（スタッフに）言って。それが間違いだったのかもしれない。勘違いしたのかもしれない。職員たちが。みんな、やっぱりいろいろ動揺したというか。原町（南相馬市原町区）もあんな状態になってしまったし、屋内退避やという。食事も基本的には米とかはあったけど。水もあったし、電気も通っていたし、ガスもあったし、問題はなかったんだけど。やっぱり人がどんどん抜けていってしまっていたので」と当時の状況を振り返る[74]。このように他施設から受け入れたグループは移動していったものの、渡辺病院には重症患者28名を含む140人近い患者が残されており、通常の半分以下に減ったスタッフで対応しなくてはならなくなっていた。

　物資については先が見えない状態であった。渡辺病院に医薬品を納入していた株式会社バイタルネットは、南相馬市原町区に支店、相双地区の北に位置する宮城県名取市に物流センターを持ち、通常であれば毎日渡辺病院への医薬品の配達を行っていた。11日の地震発生時に同社の物流センターのコンピューターシステムが故障し、注文や在庫の管理ができなくなったが、12日の一号機水素爆発までは双葉町の双葉厚生病院や浪江町の西病院など原発から半径20km圏内を含む相双地区への配送を継続していた。15日頃までは取引先の病院や薬局などから注文が入っていた。バイタルネット原町支店では、阿部総務課長の判断により、12日に南相馬市立総合病院前にある松本ガスのガソリンスタンドで全ての営業車両への給油を完了していたため、こうした注文に対して配送を続ける事が出来た。しかし電話がつながりにくかった事や震災直後の混乱などから、医療機関の職員が直接同社の原町支店まで医薬品を取りにくる

事もあった[75]。12日以降、病院以外の開業医や調剤薬局などは閉鎖されていた所も多かった。そのため、渡辺病院や小野田病院、公立相馬総合病院などから同社に大量に医薬品の発注があったものの、需要にはおおよそ対応できていた。渡辺病院では、血圧降下剤やインシュリンなど慢性疾患用の薬剤や流動食などの不足が懸念された。ただ15日時点では、渡辺病院内の薬剤の備蓄は2週間分ほどあったこと、病院の周辺にある薬局（いわゆる「門前薬局」）が退避する際に残された医薬品を自由に使っても良いと言われたことなどから、渡辺病院が薬不足で困ることはなかったという。しかし、15日の3号機水素爆発を受けて16日にはバイタルネットの原町支店は閉鎖して、名取の物流センター内に移動し、屋内退避地域への薬剤供給は自衛隊搬送に頼らざるを得なくなった。そのため病院にある分の医薬品を使い切ってしまえば、先の見通しは立たなかった。

「お得意先から医薬品の依頼が来たんですけれども、地震後すぐにオンライン（システム）が止まってしまって対応できなかった状況で。しまいにはお得意先に（営業所まで）来てもらったんですよね。買い物かごみたいなかごに（必要な薬を入れて）持っていってもらって」

「薬局長とかそういう方たちがここ（営業所）に来て、倉庫に入って、必要なものを取って。それを私たち手書きで（伝票を）書いて。当分は大丈夫な（分量の薬をお渡しした）」

「一番困ったのは、流動食です。物が入ってこなくて、すごく困りました。病院や老健さんに入所されている方の食べ物がないということで」

「薬価が付いている商品というのは（使用）期限がある程度長いんですけれども、いわゆる給食で使うような薬価のない流動食は、期限が結構短いんですね。食品扱いになるので。われわれの所に入荷する段階で3カ月とかそのぐらいの期限しかないものですから、あまり在庫を置かないんです、普段から。その都度メーカーさんから仕入れるので、われわれの卸のほうでストックしている期間が短いんです。

> 備蓄する部分もほんのわずかなんです。だからその流通が途絶えてしまうとてきめん（に物不足）なんですよね」
>
> バイタルネット　生田目薫氏・紺野芳江氏（2015年10月16日）

　医療用酸素の不足はもっと深刻な問題であった。重症患者28人を含む約40人が人工呼吸器などで酸素を使用しており、どんなに切り詰めて使ったとしても1週間程度しかもたなかった。酸素タンクは通常週2回補充されていたが、11日を最後に補充されていなかった。また、暖房用の重油も通常週1回補充していたが、震災以来配達はなく、残りは長くもたせても1週間分しかなくなっていた。相双地区では14日以降ガソリンスタンドが全て閉鎖されており、ガソリンはほとんど手に入らなかったため、渡辺病院では救急車に優先して給油を行っていたという。食料については、スタッフの家族や病院の周辺の農家から米などの食料をもらってしのいでいたが、野菜など生鮮食品などは手に入らなかったという。また生の米を患者が食べやすいようにお粥にするなどの給食業務は、業者の撤退に伴い、1人残った栄養士らが代わって行わなければならなくなっていた。

　15日朝に大量のスタッフがいなくなった後も、病院に残留するという方針を取っていた標葉院長であったが、スタッフの減少、物資不足という状況の悪化に加えて、先の見通しが立たないという不安が時間を追うごとに大きくなっていったと語る。当時のテレビ報道では半径20-30キロ圏内には屋内退避を続けるよう指示が繰り返されていたが、原発事故の収束のめどは立たず、避難指示区域がさらに拡大するのではないかという懸念があった。患者の転院を依頼した相馬市にある公立相馬総合病院や宮城県南部にあるみやぎ県南中核病院などにも、今後の避難指示拡大の可能性を考えて新規の入院患者は受け入れられないと断られた。万が一今後避難指示区域が拡大された場合、重症患者を連れてそう簡単には移動できない。患者を運び出すなら、物資や人手がまだ残っているうちに早く決断すべきだと考えたと標葉院長は語る。

> 「ガソリン、重油と食事だからね、お薬と、酸素とね。その四つさえあれば、病院って避難しなくても何とかなるか

「食料とかはある程度何とかなるんだよね。輸液も在庫を抱えてるから、籠城作戦取れる。その次（どうなるのか）のめどが立てば籠城できるので、そういうの（見通し）を早く行政が発信してくれると。例えば5日間がまんすれば何とかなるのか、もう今回はあきらめなさい、避難しなさいなのか」

「（ありあわせの食材で給食をまかなうには）スタッフ少なくて厳しいんだよね。ともかく最初は籠城しようかなと思っていたから、それも活用しながら2、3日引っ込んでいれば何とかなるんじゃないかと言った。でも状況はどんどん悪くなる一方でね」

「（電気や水道など）ライフラインはあったのに、セカンドのライフラインだね。燃料とか、酸素とか。それがやっぱり全然供給できなくなっていたからということだね」

「（病院を）閉めようかなと決心したのは、この医療酸素と（暖房用、車用）燃料なんだよね。もし1週間頑張ったとして、あと（補給が）来なければ、どこも行けなくなってアウトになるので」

渡辺病院　標葉隆三郎院長［当時］（2015年8月31日ヒアリング）

「（被ばくを避けるために逃げようとするのではなく）被ばくリスクがあったから結局は食料から何から誰も入ってこなかったわけですから。暖房が重油だったんですけど、（どれぐらい）もつかなと思ったんですよ。結果的に（避難したのが）早かったから良かったんですけど。寒かったから。薬や材料だって入ってこないわけですね。同じように食料、薬、材料が入ってこない。病院にある在庫しかないわけですから」

> 「(渡辺病院では) 出たんですよ。電気、ガス、水道全て出た。仙台なんて、ガス局が駄目だったりとか大変だったでしょ。(それに比べると渡辺病院は) 全然大丈夫でしたから、原発 (事故) さえなければ普通に暮らせたんですよ。(食料など) 物資さえ入って来れば、津波でも何でもないし、水なら全然大丈夫でした。(足りなかったのは) 物です」
>
> 渡辺病院　佐藤良彦事務長（2015年12月3日ヒアリング）

　標葉院長が患者の全員避難の決断に踏み切るきっかけとなったのは、前日14日夜に標葉院長の携帯電話にかかってきた2本の電話であった。1本目は会津若松市にある一般財団法人竹田健康財団・竹田総合病院の本田雅人院長からであった。本田院長は南相馬市小高区出身で、標葉院長の後輩にあたる。本田院長はここで「(もし渡辺病院が避難することになった時は) 20人ぐらいは寝たきりでも引き取りますよ」と約束した。2本目は相馬市長で相馬市内にある相馬中央病院理事長でもある立谷秀清氏からの電話であった。ここで標葉院長は立谷市長に患者の避難となった際の救急車の手配を依頼し「できる限りやるよ」という返事を得た。さらに同じ頃、当時の事務局長の個人的な伝手をたどって福島県や宮城県各地の医師会を通じて交渉した結果、福島県内郡山や白河の病院や介護老人保健施設などに約40人の患者を受け入れてもらうことが決まったことも決断を後押しした。先方の医師会が大型バス1台を手配して迎えに来たという。

　15日、看護部長や当時の事務長が南相馬市役所を直接訪ね、今後の行政の対応などについて話を聞いた。しかし15日の時点では、行政側では病院の患者の対応について方針がたっていなかった。南相馬市内の一部の特別養護老人ホームでは、自主避難を開始した施設もあった。さらに病院患者の避難が始まっても、民間病院である渡辺病院に順番が回ってくるのは4日か5日後になる見通しであった。この時点で決まっていた受け入れ先は遠方であるため、行政の避難支援を待っていてはリスクが高くなると標葉院長は考えたという。

　15日夜からは、さらに医師たちの個人的な伝手のある福島県内の病院に一つ一つ連絡をしていった。その結果、福島市にある大原

病院、会津若松市にある一般財団法人温知会会津中央病院、須賀川市にある医療法人三愛会池田温泉病院や公立岩瀬病院、宮城県白石市にある公立刈田総合病院などに、自宅に帰すことのできない人工呼吸器をつけた患者や寝たきりの患者などを搬送する目処がたった。

## 3月16日-18日 患者の搬送

16日、朝早めに出勤した標葉院長は患者全員を安全な場所に転院させ、搬送が終了次第病院を閉鎖する方針をスタッフに伝えた。前夜に患者の転院先や搬送手段のおおよその目処がついたことが、決断する上で大きな要因となったという。

方針決定後、すぐに患者のトリアージが始まった。病院内に残る患者の名前をホワイトボードに書き出し、歩いて帰れる者は自宅に帰し、それ以外の患者については容態に応じて家族に引き取りに来てもらったり、転院先を探したりという作業が行われた。ここで大きな問題となったのは、家族に連絡のつかないケースが多かったことだという。家族が避難所に行っているなどして、自宅の固定電話にかけてもつながらない。そのため患者を引き取りに来てもらえないだけではなく、患者を搬送する際にその転院先を知らせることもできなかったという。百人以上の患者の紹介状を書いている時間の余裕はなく、カルテをそのまま貸し出して後で返してもらうという形で患者に持たせて他の病院へ避難させるなど、柔軟な対応が求められた。1時間ほどで、付き添いスタッフの担当の割り振りや、各患者向けに携帯する薬品の用意が整った。

15日夜から始まっていた転院先探しはその後も続けられ、標葉院長はじめ医師たちが総動員で知り合いをたどって福島県や宮城県など各地の病院に電話連絡をしていった。この頃は固定電話や携帯電話が少しずつ通じはじめていたという。受け入れ先の病院を探す作業は、医局や出身大学など個人の人脈を元に行われたため、医師でなくてはできなかったという。

搬送手段を確保するにあたり、当時の事務局長や高野看護部長らが福島県災害対策本部に連絡を入れたところ、16日には観光バスが手配されたが、原発から半径30km圏内には入ることは出来ない

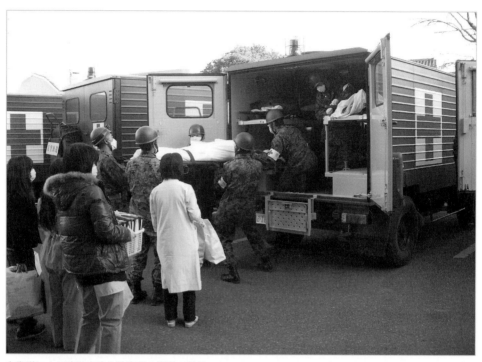

自衛隊による渡辺病院入院患者の搬送の様子

とのことであった。そのため、観光バスを半径30km圏外にあった南相馬市鹿島区の鹿島厚生病院の駐車場に待機させ、そこまで渡辺病院が持っていたワゴン車で患者をピストン輸送したという。さらに、比較的軽症の患者であれば観光バスによる椅子に座っての搬送に何とか耐えられるが、重症患者は難しい。そうした事情を福島県災害対策本部に訴えたところ、重症患者の搬送には自衛隊の搬送用救急車6台が手配された。会津中央病院への患者22名の搬送については、自衛隊車両で二本松市の除染所まで搬送し、そこから消防の救急車に乗せかえる手はずであったが、除染所で2-3時間待っても救急車が到着せず、そのまま自衛隊車両で会津に向かった[76]。また渡辺病院の救急車や系列施設の長生院の救急車による輸送も行われた。最後は救急車も足りず、医師や事務職員自らが患者の付き添いを兼ねてバンを運転し、患者を転院先まで運んだケースもあった。陸路で移動できない重症患者数名は、大平医師が福島県の担当部局に電話で依頼して防災ヘリを手配し、17日や18日に相馬市を中継して広域搬送した[77]。

> 「物さえ入ってくれば、そもそも避難しようとは思っていなかった。だってそんな放射線がどうのこうのっていう知識ないじゃないですか。だからみんなが（残って）、物も入ってくるんだったら、こういうの（大変な患者移動を）やるぐらいなら、ここにいたほうが安全だって思ったかもしれないですね」
>
> 　　　　　　渡辺病院　佐藤良彦事務長（2015年12月3日ヒアリング）

> 「食糧なり燃料なりがあれば、とどまる。結局それらも切れて、人もいなくなっちゃったから、しょうがなく患者さんを移せっていうことになったんだけども、そうでなければ、そのまま（屋内退避している）でもいいんじゃないかな」
>
> 　　　　　　渡辺病院　大平広道医師［当時］（2015年9月1日ヒアリング）

> 「物資の不足とスタッフ不足だよね、絶対。例えば1週間粘れば戻るというんだったらそのまま我慢したんだけど、そういうことにはならないんだよね。結局、先が見えなければ早めに動いたほうが絶対勝ちだと思ったから」
>
> 「やっぱり患者の安全だよね。もちろん患者さんの安全を守るとなれば、スタッフの安全を守っているわけだよね。一緒に患者さんの横にいるわけだから」
>
> 「（前に）進行する作戦って簡単なんだよね、先に進むやつは。でも、引き下がるのって難しい。あとは、そういう（退避）作戦をやっているときに人が死んじゃったら（病院の）責任になるだろうし、なかなか動かないほうがいいっていう考えもある。動くならちゃんとした格好で動いた方がいいということで、（今ならまだ）やれそうだから動いたということ」
>
> 　　　　　　渡辺病院　標葉隆三郎医師［当時］（2015年8月31日ヒアリング）

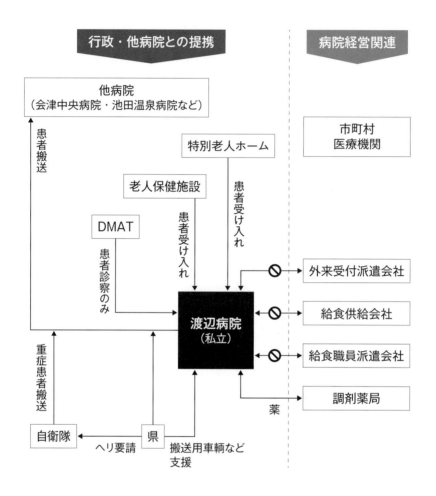

　患者の避難を決めてから避難が完了するまで数日間も、食料事情は改善しなかった。患者の移送が終わりかけた16日から17日にかけて、自衛隊の部隊[78]が水や食料を置いていったが、それらは凍ったおにぎり3000個や、菓子パンや米200kgなどであり、咀嚼に問題を抱えるような患者の給食に使えるものではなかった。そのため、米やおにぎりをおかゆにしたり、ご飯に汁をかけた混ぜご飯のような形にしたりして提供していた。さらに百何十人の患者に対して看護師は12人しかおらず給食業者もいなかったため、1回の食事に3、4時間かかってしまう。そのためとても手が回らず、3食が2食、2食が1食、と一日の食事の回数も減っていたという[79]。

　南相馬市は15日から住民の自主避難の支援を始めていた。市が準備した大型バスで数千人が新潟県などへ移動したほか、自家用車

で多くの住民が市を後にしている（人数不明）。そのため、当時南相馬市内の住民数は大きく減少していた。

> 「（全員避難と決まった時）もう（町の）外灯も暗かったし、人もいないから、もはや避難するしかないんだなって思った」
>
> 渡辺病院　大平広道医師［当時］（2015年9月1日ヒアリング）

> 「関連施設に用事があって行こうと思って、長生院にね、外に出たら誰もいなかったんですよ。本当に道路に誰もいないの、怖かったですよ、本当に。車1台も、人もいないんです。17、18の時点で（町には）誰もいませんでした。病院と長生院のスタッフぐらいしか顔合わせなくて、本当に誰もいなかった。何だこれはって（思った）。」
>
> 「本当に（自分たちだけ）取り残されたと思った。それを考えると、やっぱりやばい、早く患者さんもスタッフも家族の元に（帰さないといけない）って思ったんだよね。あれは怖かったです。夜帰る時も、普通は家の明かりとかつくのに、その時は真っ暗だったし」
>
> 渡辺病院　佐藤良彦事務長（2015年12月3日ヒアリング）

　18日、全ての患者の避難が完了する。残ったスタッフで病院内を片付け、病院を閉鎖し、医師やスタッフは自宅に戻った。標葉院長は病院を閉鎖した後も26日まで警察の検死作業を継続して担当していた。25日には、国から屋内退避地域住民に自主避難が呼びかけられている。

# 相双地域の
# 地域医療が抱えた問題

　原発から半径30km圏の屋内退避地域に入ったことがこれまでに調査した南相馬市内の3つの総合病院が苦しんだ物資や人材不足の根本原因となった。相双地域医療の存続という観点から見ると他にも課題がある。ここでは半径30km圏内にある他の病院2つと圏外の病院2つについて、それぞれの最大の課題に言及する。先に述べた半径30km圏内の3つの総合病院と重なる物資・人材不足の状況についての詳細は割愛する。

**半径30km圏内**

● **小野田病院**

　小野田病院は南相馬市原町区にあり、職員数150人、189床の総合病院である。震災後の1週間で小野田病院が直面した最大の問題は、水道復旧の目処が立たず14日に人工透析ができなくなったことであった。南相馬市災害対策本部に菊池安徳院長が相談し、早急に人工透析治療を必要とする患者の転院先と搬送手段の確保を要請する。南相馬市はまず福島県と調整するが、その後直接自衛隊とやり取りをして17日に市営バスと自衛隊の大型ヘリを使って患者20名を搬送した[80]。しかし18日の時点でまだ病院には136人の患者が残っていた。菊池院長は同日メディアに登場し、身寄りがなかったり、すでに家族が避難してしまったりする患者が多数取り残されていること、職員が10人余りしか残っていないことなど病院の窮状を訴え、「一人一人に必要な医療を継続するためにも患者とスタッフが一緒に避難したい。体育館のような場所でよいので、国などには一刻も早く避難場所と移動手段を確保してもらいたい」と支援を呼びかけた[81]。18日午後3時40分過ぎに南相馬市立総合病院で行われた松本大臣や南相馬市長・桜井勝延氏との会合には、小野田病院理事長・小野田善光氏も出席し、患者を安全に屋内退避地域から出すよう訴えた。国による屋内退避地域からの全患者避難の決定に伴

い19日から観光バス等で栃木県などへの避難が始まった。19日に18名、20日に31名が自衛隊ヘリで川俣町の除染所や栃木県に搬送されている[82]。

### ●高野病院

　高野病院は福島第一原発から南に22km離れた双葉地域の広野町にある診察科4つ、精神科病床数53床、その他の病床数65床の病院である[83]。高野病院には震災発生時107人、18日の時点でも94名の入院患者がいた。職員数は約90人であった[84]。海のすぐ側ではあるが高台にあったため津波の直接的な被害はなかったが、病院につながる道路が津波で流されてきた瓦礫でふさがれ、車が通れなくなった。また津波が通過した直後から停電し、貯水槽から水を汲み上げる電動ポンプが使えなくなった。東北電力の協力で電気が復旧したのは16日夕方になってからであった。原発北側の南相馬市と同様、広野町でも震災直後から物資がほとんど入らず、多くの小売店舗が閉鎖したため、広野町は13日、政府の指示した屋内退避を続けるのではなく、独自の判断で全住民の自主避難を決定した。町役場からは高野病院にも退避するよう求められたが、高野英男院長は患者を動かす際のリスクや避難先の体育館などでの健康リスク、放射線のリスク（病院がコンクリート製であること、浜通りは南風が強く、高野病院は第一原発の南に位置することなどから、それほど被ばくしないと考えた）を考慮し自主的に残留することを決め、福島県災害対策本部と相談の上承諾を得たという。

　15日午後、広野町役場の機能は全て75キロ西にある小野町へと移転した。町役場から高野病院への水や物資の支援はその後一切なくなった。広野町は防災協定を結んでいる三郷市から水を確保し、15日まではそれを高野病院に供給していたという。町役場は避難する際に米600キロを置いていき、自衛隊からも食パン、菓子パンなどが届いたが患者の給食に使えるものではなかった。食料については隣町の取引先のスーパーが避難する際に鍵を預けてくれたため、スーパーに残された食材を利用してしのいだ。物資で最も困ったのは喀痰吸引を行うための自家発電機を動かす軽油であった。これについても、知り合いのガソリンスタンドの所長がタンクローリーに積んだまま置いていってくれた軽油を、病院とガソリンスタンドと

を何度も往復して取りに行って使ったという[85]。

　高野病院では15日の町役場移転に伴い、広野町にスタッフを避難させたため、人手不足が深刻化した。約90人の職員は13人に減っていた。これが、後に高野院長が患者の一部圏外搬送を決定する最大の要因となった[86]。17日、福島県障がい福祉課と高齢福祉課から高野病院に連絡が入り、県が手配する観光バスや自衛隊車両で移動可能な者を転院させる提案がなされた。19日には精神科病棟の患者32名が、21日には内科患者の一部22名が県外に搬送された[87]。病院長が「無理な搬送をすると命の危険がある」と判断した高齢の重症患者37名は移送することなく、残ったスタッフ16名により高野病院で医療を継続した。そのため21日の自衛隊車両による患者搬送は行われず、代わりに翌日から毎日水5トンと医薬品を病院にトラックで輸送することを依頼され、自衛隊側もこれを承諾した[88]。高野病院では双葉郡で唯一、事故後も地域医療を継続させた[89]。

## 半径30km圏外

### ●鹿島厚生病院

　鹿島厚生病院は福島第一原発から北に約33km、南相馬市鹿島区にある診察科7つ、病床数80の病院である。海岸からは3km離れていたため、津波の被害は免れた。また病院のある鹿島区は南相馬市の中で最も北に位置しており、その大半は半径30km圏内の屋内退避地域には入っていない。鹿島厚生病院は、屋内退避となった原発半径30km圏外であったため、震災後も診療継続となった。16日に屋内退避地域内の渡辺病院の患者広域搬送が始まった際には、搬送の中継地として使われた。しかし、他の病院同様物資不足が徐々に悪化し、避難は自主判断に任せるとの院長の指示により若手を中心に放射能に不安を抱える職員が自主避難したため、職員数が3分の1に減少した。職員数不足に陥ったことで診療が不可能となり、3月18日と19日に入院患者68人と併設する介護老人保健施設の入所者45人を消防の救急車や緊急消防援助隊のヘリなどを使って他の医療機関や施設に搬送し、診療を休止した[90・91]。

● **相馬中央病院**

相馬中央病院は、半径30km圏外にある相馬市の中心部に位置する病院で、一般病棟49床と療養病棟48床を合わせて97床を持つ。病院の記録では、3月11日の外来患者数は約150名、入院患者はほぼ満床であった。棚から落ちた物が床に散乱したりした以外、地震による建物の被害は軽微で、電気も突然停電して自家発電に切り替わったもののすぐに復活していた。ガスも一時止まったが、20時頃には復旧した。一方、温水・給湯ボイラーが損傷し暖房が効かないため、最高気温は6度、最低気温は零下4度という3月の冷え込みから患者を守るため、湯たんぽなどで患者の保温に努めた。

インフラの最大の問題は水道であった。地震後の断水が続き、病院内に水を供給する浄水タンクが枯渇したことに加え、水処理装置の配管が断裂したために人口透析が行えない状況となった。直後、相馬中央病院には当時50人の人口透析患者がおり、毎日約4トンの水を必要としていた。

相馬中央病院の理事長で相馬市長でもある立谷秀清氏が相馬市役所を通じて自衛隊に交渉し、震災当日の午後11時頃自衛隊の給水車により水1.5トンが供給された[92]。その際、相馬市消防団の協力で給水車に消防用の可動式ポンプと消火ホースをつなぎ屋上にある貯水タンクまで水を汲み上げてもらっている。しかし自衛隊の給水車の搬送可能量は限られていること、そして自衛隊は市内の他の施設にも水の供給を行わなくてはならないことから、2機合わせて12.6トン入る貯水タンクを満水にすることはできなかった。さらに透析を行う度ごとに大量の水を使うため、一日一回の給水では足りず一日2、3回の給水が必要であった。そのため再度相馬市に協力を要請し、15日に水道が復旧するまで相馬地方水道企業団の給水車によるピストン輸送によって継続して水を供給してもらう体制を整えた[93]。

相馬中央病院は、屋内退避地域に指定された福島第一原発から半径30km圏に入っていなかったことから医療機能を継続し、半径20km圏内から退避した多くの市民の外来診療の受け皿となったり、3月19–20日にDMATが相双地域の避難所で活動する際の本拠地となったりした。また半径30km圏内の病院が避難した後、その職員

が相馬中央病院でそのまま働く形でマンパワーになったという[94]。

物資の流通も相馬市までは一部届くようになってきたが、それでも周辺道路の閉鎖や物資供給量そのものの不足により、半径30km圏内と同様に相馬市内でも震災後商品が補給できない小売店が次々と閉鎖した。ガソリンスタンドも閉鎖されたために一部の病院職員が通勤できなくなったという。経管栄養剤や流動食はメーカーからの供給が途絶えたため、病院では一日の食事を3回から1–2回に減らしたり、1回の分量を減らしたりする形でしのいだ。薬を求めて外来を訪れる半径30km圏内からの避難者の増加に伴い、薬剤の処方量が増大した。15日に屋内退避地域に入った南相馬市にある医薬品卸企業の営業所から透析液が運ばれたり、16日に日本薬剤師会から相双地区薬剤師会を通じて支援の薬品が届けられたりなどの支援があった。また南相馬市内の病院から、残っていた薬剤の在庫を譲り受けた[95]。さらに外来診療向け院外処方については1軒だけ営業を続けていた相馬市内の薬局が対応することで患者への薬の提供を続けることができた。

---

1. 森功（2012）『なぜ院長は「逃亡犯」にされたのか――見捨てられた原発直下「双葉病院」恐怖の7日間』講談社
   太田圭祐（2011）『南相馬10日間の救命医療―津波・原発災害と闘った医師の記録』時事通信出版局
   相川祐里奈（2013）『避難弱者：あの日、福島原発間近の老人ホームで何が起きたのか？』東洋経済新報社
2. 柏崎市（2014年7月29日）「柏崎市地域防災計画（原子力対策編）」http://www.city.kashiwazaki.lg.jp/atom/genshiryoku/sonae/documents/chiikibousaikeikakugenshiryokusaigaitaisakuhen.pdf（2016年6月10日アクセス）
   敦賀市（2016年2月）「敦賀市原子力防災計画（敦賀市地域防災計画・原子力災害対策編）」http://www.city.tsuruga.lg.jp/relief-safety/bosai_kokuminhogo/bousaikeikaku.files/genshiryoku.pdf（2016年6月10日アクセス）
3. 南相馬市（2011年7月2日）「東日本大震災による南相馬市の被害」（第1回南相馬市復興市民会議資料）http://www.city.minamisoma.lg.jp/index.cfm/10,871,c,html/871/01-05shiryou2.pdf（2016年6月10日アクセス）
4. 医療法の規定により、病床数20床以上の入院施設をもつ「病院」、無床もしくは病床数19床以下の入院施設をもつ「診療所」に区分される。
5. 日本医師会「福島県 相双医療圏｜地域医療情報システム（日本医師会）」http://jmap.jp/cities/detail/medical_area/706（2016年6月10日アクセス）
6. 根本剛氏ヒアリング（2015年8月31日）

金澤幸夫氏ヒアリング（2015年9月1日）
及川友好氏ヒアリング（2015年9月1日）
7. 林薫氏ヒアリング（2015年9月7日）
8. 太田（2011）、p.19.
9. 南相馬市（2011）「東日本大震災による南相馬市の被害」http://www.city.minamisoma.lg.jp/index.cfm/10,871,c,html/871/01-05shiryou2.pdf
10. 根本剛氏ヒアリング（2015年8月31日）
11. 根本剛氏ヒアリング（2015年8月31日）
12. 及川友好（2013）「福島第一原子力発電所事故による地域社会と医療への影響」、『保健医療科学』62（2）、国立保健医療科学院、pp.172-181.
13. 患者を容態に応じて選別し、治療の優先順位を決めること。
14. 上昌広（2012）『復興は現場から動き出す─本気で動く個人のネットワークが、本当に必要な支援を可能にする』東洋経済新報社
15. 根本剛氏ヒアリング（2015年8月31日）
林薫氏ヒアリング（2015年9月7日）
太田（2011）、pp.22-24.
太田（2011）、p.29.
16. 斎藤智浩（発行年不明）「東日本大震災における福島赤十字病院DMAT活動報告」https://fukushima.jrc.or.jp/shinsai/data/kyugo_02.pdf（2016年6月10日アクセス）
日本赤十字社福島県支部（2013）「日本赤十字社福島県支部　東日本大震災記録集」
18. 海發悟（2012）「初動DMAT活動記録」、『長岡赤十字病院　救護活動記録─7.13水害から東日本大震災まで─』、pp.114-115.
19. 金澤幸夫氏ヒアリング（2015年9月1日）
20. 太田（2011）、pp.174-187. この部分は及川友好氏による「【寄稿】震災・原発事故への対応」となっている。
21. 小野田修一（2015）「東日本大震災および東京電力福島第一原子力発電所事故による福島県南相馬市の現状と課題─南相馬市立総合病院リハビリテーション科の支援活動」、『理学療法ジャーナル　特集 大規模災害の支援・防災活動─大震災からの学び』49（3）、PTジャーナル
22. 林薫氏ヒアリング（2015年9月7日）
23. 根本剛氏ヒアリング（2015年8月31日）、太田（2011）
24. 小野田（2015）
25. 田部裕之氏ヒアリング（2015年9月11日）
26. 太田（2011）、p.69.
27. 尾形眞一氏ヒアリング（2015年8月31日）
28. 及川友好氏ヒアリング（2015年10月21日）
金澤幸夫氏ヒアリング（2015年9月1日）
29. 現在は南相馬市立総合病院医師。
30. 及川友好氏ヒアリング（2015年10月21日）
31. 金澤幸夫氏ヒアリング（2015年9月1日）
32. 及川友好氏ヒアリング（2015年10月21日）
33. 林薫氏ヒアリング（2015年9月7日）
34. 林薫氏ヒアリング（2015年9月7日）
35. 林薫氏ヒアリング（2015年9月7日）
36. うさぎ堂薬局薬剤師・伏見義広氏ヒアリング（2015年9月4日）
37. 高島正一氏ヒアリング（2015年12月18日）
38. 尾形眞一氏ヒアリング（2015年10月21日）
39. 田部裕之氏ヒアリング（2015年9月11日）
40. 金澤幸夫氏ヒアリング（2015年9月1日）
41. 南相馬市（2011）「東日本大震災による南相馬市の被害」http://www.city.minamisoma.lg.jp/index.cfm/10,871,c,html/871/01-05shiryou2.pdf
42. 及川（2013）、pp.172-181.
43. この場合は、自力歩行が困難で移動時に介助が必要な「護送患者」、担架やストレッチャーなどでの搬送を必要とする「担送患者」、さらに移動中も人工呼吸器などが必要な「重症患者」などに分類すること。
44. 陸上自衛隊3等陸佐・荒井博幸氏ヒアリング（2015年9月4日）
陸上自衛隊3等陸佐・荒井博幸氏ヒアリング（2016年2月3日）
45. 及川（2013）、pp.172-181.
46. 近藤久偵他（2011）「東京電力福島第一原子力発電所事故に対するDMAT活動と課題」、『保健医療科学』60（6）、pp.502-509、国立保健医療科学院
47. 上部泰秀氏ヒアリング（2015年9月4日）
荒井博幸氏ヒアリング（2016年2月3日）
48. 独立行政法人国立病院機構災害医療センター（2012）「東日本大震災における活動状況報告書」http://www.nho-dmc.jp/disaster/higasinihon.html（2016年6月15日アクセス）
49. （2011年03月30日）「東北関東大震災その15 〜八戸DMAT海保ヘリで広域搬送 その1〜」http://doctorheli.blog97.fc2.com/blog-entry-636.html（2016年6月10日アクセス）

50. 金澤幸夫氏ヒアリング（2015年9月1日）
51. 医療法人社団青空会大町病院（2013年5月17日）「東日本大震災と原発事故からの復旧・復興の軌跡」（東日本大震災関係資料）
52. 猪又義光氏ヒアリング（2015年10月19日）
53. 医療法人社団青空会大町病院（2013）「東日本大震災と原発事故からの復旧・復興の軌跡」
54. 德野真菜美氏ヒアリング（2015年12月18日）
55. 猪又義光氏ヒアリング（2015年10月19日）
56. 医療法人社団青空会大町病院（2013年5月17日）「東日本大震災と原発事故からの復旧・復興の軌跡」
57. 上部泰秀氏ヒアリング（2015年9月4日）
荒井博幸氏ヒアリング（2016年2月3日）
58. 猪又義光氏ヒアリング（2015年10月19日）
59. 齋藤幸博氏・齋藤文雄氏ヒアリング（2015年10月19日）
60. 猪又義光氏ヒアリング（2015年10月19日）
61. 標葉隆三郎氏ヒアリング（2015年8月31日）
62. 標葉隆三郎氏ヒアリング（2015年10月14日）
63. 標葉隆三郎氏ヒアリング（2015年8月31日）
64. 標葉隆三郎氏ヒアリング（2015年8月31日）
65. 渡辺泰章氏ヒアリング（2015年9月14日）
66. 現在は相馬中央病院院長。
67. 渡辺泰章氏ヒアリング（2015年9月14日）
68. 相川（2013）
69. 標葉隆三郎氏ヒアリング（2015年8月31日）
大平広道氏ヒアリング（2015年9月1日）
渡辺泰章氏ヒアリング（2015年9月14日）
70. 標葉隆三郎氏ヒアリング（2015年8月31日）
大平広道氏ヒアリング（2015年9月1日）
71. 大平広道氏ヒアリング（2015年9月1日）
72. 渡辺泰章氏ヒアリング（2015年9月14日）
73. 渡辺泰章氏ヒアリング（2015年9月14日）
74. 渡辺泰章氏ヒアリング（2015年9月14日）
75. 生田目薫氏・紺野芳江氏ヒアリング（2015年10月15日）
76. 上部泰秀氏ヒアリング（2015年9月4日）
荒井博幸氏ヒアリング（2016年2月3日）
77. 大平広道氏ヒアリング（2015年9月1日）
78. 当時福島県入りしていた陸上自衛隊第11・12旅団に属するいずれかの部隊と推測される。
防衛省（2011）「東北地方太平洋沖地震に対する自衛隊の活動状況（08時00分現在）平成23年4月15日」http://www.mod.go.jp/j/press/news/2011/04/15c.html（2016年6月15日アクセス）
79. 佐藤良彦氏ヒアリング（2015年12月3日）
80. 南相馬市災害対策本部スタッフ・大石雄彦氏ヒアリング（2015年11月26日）
81. NHK（2011年3月18日）「屋内退避の施設など孤立相次ぐ｜東京電力 福島第一原発事故 関連ニュース」http://www3.nhk.or.jp/news/genpatsu-fukushima/20110318/1815_k_okunaitaihi.html（2016年6月10日アクセス）
82. 上部泰秀氏ヒアリング（2015年9月4日）
荒井博幸氏ヒアリング（2016年2月3日）
83. 柳川洋一（2011）「実際の避難例－避難支援の立場から」『精神医学』53（11）：1083-1087、医学書院
84. 高野病院事務長・高野己保氏ヒアリング（2015年11月16日）
85. 高野己保氏ヒアリング（2015年11月16日）
86. 高野己保氏ヒアリング（2015年11月16日）
87. 井上能行（2014）『福島原発22キロ 高野病院奮戦記 がんばってるね！じむちょー』東京新聞出版局
88. 上部泰秀氏ヒアリング（2015年9月4日）
荒井博幸氏ヒアリング（2016年2月3日）
89. この書籍を執筆中の2016年12月30日、高野病院で起きた夜間の火災により病院長の高野英男氏がご逝去されました。地域医療を支え続けた高野院長を悼み、謹んでお悔やみを申し上げます。
90. JA全厚連（2012）「厚生連の東日本大震災にかかる被災・支援状況について」http://www.quake-coop-japan.org/user/common/view?file_id=keiG20120301_1104（2016年6月10日アクセス）
91. 消防庁災害対策本部（2011）「福島原子力発電所に関連する消防の対応について（第43報）」http://www.fdma.go.jp/bn/higaihou/pdf/genshiryoku/43.pdf（2016年6月10日アクセス）
92. 立谷秀清氏ヒアリング（2015年11月13日）
93. ひらた中央病院院長・齋藤行世氏ヒアリング（2015年9月17日）
94. 尾形眞一氏ヒアリング（2015年8月31日）
95. 標葉隆三郎氏ヒアリング（2015年10月14日）

[第2章]

# 病院機能を支える
# ロジスティクス

原子力災害時には被ばくをできるだけ防ぐために避難や屋内退避などの対策が取られる。福島第一原子力発電所事故の際も、半径20km圏内には避難指示が、半径30km圏内には屋内退避指示が出された。しかし屋内退避指示圏内は住民が住み続けてよいとされていたにも関わらず、わずか数日のうちに外部からの立ち入りが減少し、物資の供給が途絶え、地域は孤立していく。福島第一原発の北側の屋内退避地域にあった5つの病院だけでなく、その外側に立地する病院さえも、人出や物資の不足により屋内退避を続けることができずに病院全体の避難に追い込まれた。しかし自主避難を決めた後も、避難を実現するための搬送手段や避難先を確保することは困難を極めた。患者の命を守りながら病院機能を維持し、いざという時の避難を実現するためには、病院における人やモノのロジスティクスが非常に重要な役割を果たす。2章では、屋内退避を継続しようとした病院が直面した医療継続上の想定していなかった弱点を整理し、屋内退避地域内の病院に対して行われた行政からの支援ロジスティクスをめぐる行政・民間のコーディネーションの教訓を導く。

# 病院機能継続上の盲点

### ●ヒト：医療周辺業務のアウトソーシング

　病院で行われる活動は、患者に対して医師が診察をし、治療を施すだけではない。患者の容態に合わせて検査技師が様々な検査を行ったり、薬剤師が薬を調合したり、看護師が痰の吸引や体の清拭や排泄の介助などのケアをしたりといったコメディカルの業務が多く存在する。またこうしたケアを行うためにはそれぞれ薬品、治療用具、医療ガスなどの納入、設備や機器の保守点検が不可欠である。処置や経過を記録し管理するため、カルテや様々な書類を扱う医療事務や受付業務もある。入院患者には、体調に合わせて様々な種類の給食が提供されるため、特別な食材の調達や調理も必要である。さらに医療に適した空間を維持するための清掃には医療廃棄物など

の専門的な物品を扱うことも含まれる。

　厚生労働省の医療施設調査によると、給食、医療機器の保守点検、清掃、医療事務などの業務は広く外注されるようになっている。2014年には全国の病院8493軒のうち、給食業務は65％（5542施設）、医療機器や医療ガスの保守点検は91％（7713施設）、93％（7865施設）、清掃は85％（7203施設）で外部業者に委託されている[1]。2006年と2009年に一部の病院を対象に行われた医療関連サービスの実態調査では、医療事務は3割以上の病院で外注されている[2]。

　南相馬市立総合病院でも約50社の業者と業務委託契約や資材購入・保守点検に関する契約を結んでいた。大町病院や渡辺病院でも給食や医療事務、受付業務などが委託されていた。多くの外部委託業者は全国規模で事業を展開しており、現場職員は東京や仙台などにある本社や支社からの指示を受けて、相双地区にある複数の病院を担当している。原発事故の発生直後、外部委託業者のほとんどは被ばくリスクを懸念する本社や支社から半径20–30km圏内には立ち入らないようの指示を受け、その結果相双地区でのサービス提供を停止した。病院長が病院の機能を維持しようとしたとしても、こうした外注業務の継続の意思決定は外注業者の側でなされたため、必要な人員の確保が難しかった。平時であれば病院運営の効率化・合理化のための有効な手段であった業務の外注が、危機時には一部のスタッフの指揮命令系統が病院から切り離されてしまう原因となった。外注業者の撤退により、職員の絶対数が減少したことに加えて、残留したスタッフは自らの仕事に加えて不慣れな業務を引き受けなくてはならず負担が重くなった。中でも給食と清掃が大きな負担となったほか、カルテの操作など医療事務に関する業務も加わった。

### ●モノ：水不足

　人工透析患者を抱える病院では、水道が使えなくなったことが治療を継続する上で緊急かつ大きな問題となった。透析治療は大量の水を消費するため、病院の貯水タンクへの一日複数回の給水を必要としたケースも見られ、災害時に病院のみが給水車を独占することの可否と是非とが問われた。また、貯水タンクの設置場所や形状に

よってはポンプでの汲み上げが必要になるが、ポンプを動かすための電力も合わせて使えなくなっていた病院もあった。

　岩手、宮城、福島の東北3県には1万2330人[3]の透析患者が居住していた。人工透析患者の医療継続については、阪神淡路大震災の時にも神戸から船で患者を大阪に運び、大阪から広く全国へ患者の移送が行われた。県境を越えた患者の紹介移動については今回の震災でも全国の透析施設が日本透析医会や医学会の呼びかけに応えている。しかし受け入れ先（病院だけでなく、宿泊施設などの生活基盤も含む）や安全な移送手段の確保には時間がかかるため、その間をしのがなくてはならない。相双地区内でも病院間で患者の受け入れがなされたものの、患者が集中したことで受け入れ先の病院でも透析液や器具、職員不足が悪化し、必要な透析時間が確保できないなどの問題が生じた。

● モノ：ガソリン

　ガソリンの供給不足は、病院職員が通勤できないという点と、病院への物資配達ができないという点の両方で問題となった。震災直後、南相馬市、相馬市ではほぼ全てのガソリンスタンドが営業を停止した。常磐自動車道路のサービスエリアにある給油所の一部では、緊急車両であれば優先的に給油を受けることが出来たものの、緊急車両認定された車両数が多かったため、ガソリン不足が解消することはなかった。また給油を受けるための待ち時間も長い上に、一回に給油できる量は5リットルや10リットルと少量であった。3月末までの間に屋内退避地域で営業を続けた業者も、給油を受けては南相馬市内に入って配送を行い、ガソリンがなくなったらまた高速道路まで行って列に並んで給油を受けるということを繰り返していた。ガソリン切れになって立ち往生することを避けるため、20km圏内には行かない、また屋内避難指示の出ている20-30km圏内に行く場合は圏外でガソリンを満タンにした車両でないと行かせないという対応をした企業もある。ガソリンがないことでせっかく食料や医薬品や医療用ガスなどの支援物資を確保しても、それを屋内退避地域に届けられない状況であった。

# 「官」の対応

## ●災害時の役割分担

　各種の防災計画において、自衛隊や警察、消防などのファースト・レスポンダーは市町村や都道府県と連携して様々な最前線での対応を求められる。各機関とも、地震や津波などの自然災害への対応にあたって、病院と連携して被災者の支援をするという連携の仕組みがあり、病院も災害に対応するファースト・レスポンダーの一員として災害の最前線で対応を行う組織として位置づけられている。原子力災害は自然災害とは異なる枠組みで扱われる。自衛隊、警察、消防及び原子力発電を地元に擁する自治体は、あらかじめ原子力災害への対応計画を持ち、原子力災害時の活動が規定されている。

　自衛隊は、防衛省防災業務計画に定められている特殊災害への対応に基づいて対応を実施することになっていた。具体的には、初動対処の内容としては、被害状況の把握等、部隊派遣（化学防護部隊等、特殊災害に対して有効な装備を持つ部隊）、専門家等の輸送支援、モニタリング支援、避難住民の輸送支援、応急医療支援、除染などが定められていた。

　警察は、国家公安委員会・警察庁防災業務計画に定められている原子力災害対策に基づいて対応を実施することになっていた。具体的には、原子力事業所における原子力災害発生時の措置として、屋内退避・避難誘導、犯罪の予防等社会秩序の維持、緊急輸送支援のための交通の確保、周辺住民への情報伝達活動が定められていた。

　消防は、消防庁業務計画に定められている原子力災害対策に基づいて対応を実施することになっていた。具体的には、災害応急対策として、情報の収集・連絡、緊急連絡体制及び通信の確保、活動体制の確立、屋内退避・避難収容活動等の防護活動、治安の確保、飲料水及び飲食物の摂取制限等、緊急輸送活動、救助・救急、緊急医

療及び消火活動、住民等への情報伝達活動が定められていた。これらの活動を行うために、各消防本部では、NBC（核・生物・化学）災害への活動要領を定めて運用しているところもあった。また、消防活動を行う際の基本原則は、消防隊員の被ばく防止とともに、放射性物質の汚染防止を図りながら実施することであり、人命救助等やむを得ない場合を除き、放射線被爆の危険が高い区域への侵入を禁止していた。

福島県[4]は、福島県地域防災計画原子力災害対策編（平成22年度修正）に基づいて対応を実施することになっており、緊急時通信連絡網の整備、原子力事故状況の把握及び連絡、市町村が行う住民の退避、避難等に対する助言及び支援、緊急被ばく医療、輸送車両の確保及び必需物資の調達などの活動が規定されている。原子力災害予防計画では「病院における避難計画」をあらかじめ定めることとされており「病院においては、患者を他の医療機関または安全な場所へ集団的に避難させる場合を想定し、被災時における病院施設内の保健、衛生の確保、入院患者の移送先施設の確保、転送を要する患者の臨時 収容場所、搬送のための連絡方法と手段、病状の程度に応じた誘導方法、搬送用車両の確保及び病院 周辺の安全な避難場所及び避難所についての通院患者に対する周知方法等についてあらかじめ定めておくものとする」と記載されている。ただし、東京電力株式会社福島第一原子力発電所に関わる重点地域の範囲は原子力発電所からおおむね半径10km圏内の大熊町、双葉町、富岡町、浪江町に限られており、福島県としてもこれらの市町村を原子力災害対策の対象としてきた。一方で、本研究の対象地域である南相馬市や相馬市そして飯舘村の2市1村は、こうした重点地域に含まれておらず、地域防災計画（原子力災害対策編）を策定し対策をとる対象にはなっていなかった。

福島県では1995年の阪神淡路大震災をきっかけに、「福島県災害時医薬品等備蓄供給事業」が始まり、災害時の医薬品、衛生材料の供給システムに係る協定やマニュアルが整備された。そこでは、福島県の保健福祉課が医薬品の卸業者組合や一般社団法人医療機器販売業協会、一般社団法人日本産業・医療ガス協会などとの協定を結び、震災時には医療品供給のハブとなることが求められている。また、医師会、薬剤師会、病院・診療所、市町村などと連携し、災害

時における医薬品の供給体制を整備することになっている。また協定に基づき、平時には医薬品卸組合の各地区の卸幹事営業所の倉庫に県の委託金により医薬品等を流通備蓄しておくという取り決めとなっている。災害発生時には、県が窓口となって医療機関や市町村の要請を受け、卸組合や販売業協会を通じて備蓄している医薬品を供給する体制が組まれ、医薬品の不足分は、県医薬品卸組合を通じてメーカーや各営業所から供給することになっていた。

　DMATも自然災害への対応を目的として組織されているため、原子力災害時の活動規定を持っていなかった。そのためDMATは、自然災害時の支援活動内容である、医師、看護師、業務調整員（医師・看護師以外の医療職及び事務職員）チームを被災地に派遣し、病院支援（多数傷病者がいる病院からの情報発信、トリアージ、診療支援等）、域内搬送（災害現場から被災地域内の医療機関への搬送、被災地域内の医療機関から近隣地域への搬送、被災地域内の医療機関からSCU（広域搬送拠点臨時医療施設：staging care unit）への搬送及び被災地域外のSCUから医療機関への搬送等）、現場活動（トリアージ、緊急治療、瓦礫等の下での医療等）、広域医療搬送（被災地域で対応困難な重症患者を被災地域外に搬送し、緊急の治療を行うための活動。自衛隊機等による航空搬送時の診療、SCUにおける診療、SCUの運営等）等の活動を主に担った。被災地域で活動するDMATは、原則として被災地域内の災害拠点病院等に設置されるDMAT活動拠点本部に参集し、その調整下で活動を行うこととなっていた。

　福島原発事故発生時の、原子力災害対応における行政やそれぞれのファースト・レスポンダーの役割は以下の表のように整理できる。

**表** 各機関の原子力災害発生時の役割

| 自衛隊 | 防衛省防災業務計画[5]に基づく行動<br>被害状況把握、部隊[6]の派遣、住民輸送支援など |
|---|---|
| 警察 | 国家公安委員会・警察庁防災業務計画[7]に基づく行動<br>屋内退避や避難の誘導、秩序維持、情報伝達など |
| 消防 | 消防庁業務計画[8]に基づく行動<br>情報通信の確保、水・食料の摂取制限、緊急医療・消火活動など |
| 福島県 | 福島県地域防災計画原子力災害編[9]に基づく行動<br>モニタリング、各種制限措置の解除、関係機関との連絡調整など |
| DMAT | 被災地域の医療支援[10]　※原子力災害時の具体的規定はなし<br>救急医療、現場活動、ロジスティクス支援、広域医療搬送など |
| 南相馬市 | 原子力災害対策なし（震災当時） |
| 相馬市 | |
| 飯舘村 | |

### ● 原発事故時の「官」による病院支援

　福島第一原発での苛酷事故発生後、自衛隊、警察、消防及び福島県はあらかじめ定められた原子力災害への危機対応を実施した。その一方でDMATや南相馬市、相馬市、飯舘村は地震・津波による被災者への対応に加えて、規定のない中で原子力災害への対応にあたった。屋内退避地域内の病院に対して、ファースト・レスポンダーが行った対応を整理する。

　屋内退避地域内での病院に対する活動としては、自衛隊による物資搬送、患者避難時の車両提供や人的支援などが大きな役割を果たした[11]。3月18日から20日にかけて、南相馬市立総合病院や渡辺病院などから自衛隊による患者の広域搬送が実施されている。民間企業やその他の組織の自主的な立ち入り規制は原発から半径30kmの屋内退避地域の外側にまで広がっていたため、屋内退避地域内の入院患者の搬送に際しては最も遠いところで原発から半径50km地点まで自衛隊が担当している。消防機関による大規模な支援はなく、3月12日以降30km圏内には消防救急車輌やDMATは入って来なかった[12]。4月以降、宮城県などで活動していた陸上自衛隊福島駐屯

地の第44普通科連隊員や陸上自衛隊新潟県高田駐屯地の部隊、陸上自衛隊第一空挺団などが南相馬市に入り、行方不明者の捜索のほか、自宅退避者の安否確認、瓦礫の撤去のほか、物資の運搬、炊き出し、仮設風呂の設置など、さまざまな支援を行った[13]。医療面でも、自衛隊が医官を配置し、在宅・避難所の巡回診療を行った[14]。自衛隊との、住民や病院への対応に関する調整については、福島県が調整役として大きな役割を担うことはなく、南相馬市が国と直接やりとりすることもあった[15]。

　3月11日の地震発生後30分足らずで、全DMATに待機要請が出され、福島県からの要請に応じた各地のDMATチームは同日夜7時頃から福島県立医大に参集し始めた。被災状況や応援要請などは広域災害救急医療情報システム（EMIS）を用いて把握することになっていたが、通信状況の悪さから情報収集は難航した。南相馬市には11日深夜から12日未明にかけて2チームが派遣され、地震や津波による怪我人の救護や広域搬送に従事した。DMATの初動は迅速であったが、災害発生直後の救急医療を目的とするDMATの枠組みでは、数日間にわたって慢性疾患の入院患者のケアをしたり大量の患者の避難搬送を行ったりといった対応は難しかった。震災直後の2日間以降は救急対応が必要な外傷病者の数は少なく、発災から3日〜10日後の期間は入院患者の慢性疾患の悪化の方が大きな医療ニーズであった。DMATの活動想定時間および派遣期間は48時間であったため、病院のスタッフ不足を補おうとするも、派遣期間が短いために機材の場所や病院内の手順に慣れた頃には交代することになり、引き継ぎに手間がかかったり手助けが必要になったりして、かえって受け入れ病院側の負担となってしまう場合もみられた。広域搬送など明確で限定された業務内容のみに徹するか、もしくは長期にわたり支援活動をできるかでないと、連携は難しいということが判明した[16]。

　南相馬市立総合病院を支援した福島赤十字病院のDMATは、今回の対応にあたり、原発事故に対する備えや放射能に対する知識の欠如を痛感したと述べている[17]。DMATを統括する厚労省医政局地域医療計画課（DMAT活動要領担当）によると、DMATは自然災害対応を主とする支援組織なので、原子力災害対応は活動要領に組み込まれない。そのため3月12日の一号機水素爆発以降は「安全な場

所で活動をする」ために福島第一原発から半径30km圏内には
DMATは一切入っておらず、この方針は震災後も変わっていない。
3月18日から22日に行われた南相馬市、福島県、国による屋内退
避地域の病院の入院患者全員の避難搬送についてはDMATの規定
業務ではなかったが、福島県緊急被ばく医療調整本部、DMAT事務
局、厚生労働省が2日間協議を行い、例外的に対応することとして
DMATの活動体制を整えた。その結果、半径30km圏外の地点で自
衛隊からDMATが患者搬送を引き継ぎ、スクリーニングが行われた。

　震災発生後、福島県災害対策本部は混乱を極めた。福島県は各薬
品卸売業者に災害時用医薬品備蓄を割り当てていたが、卸売業者が
業務を停止してしまったため備蓄を確保することができなかったり、
現地にある備蓄分を放出した後に補充してもらうことができなかっ
たりという事態が発生した[18]。3月16日からは屋内退避地域内の医
療機関からの医薬品の注文を福島県庁薬務課経由で薬品卸会社に発
注し、県庁前広場でとりまとめて自衛隊が現地の病院や保健所まで
搬送するという仕組みが構築された。福島県災害時医薬品等備蓄供
給事業の協定の存在は、こうした連携を行う上で一定の役割を果た
したと言える。

　震災直後は、患者の広域搬送についても行政の調整機能は働かず、
各病院が個人的なつながりを元に移送先を探した。搬送手段の手配
についても行政側で用意できたのは観光バスのみであり、寝たきり
を含む患者の移動に必要な救急車の確保は各病院に任された。福島
県の緊急災害対策本部にいる県や市の職員は、平時から各病院の入
院患者数などを把握しているわけではないため、患者の病状など詳
しい情報を必要とする搬送先や搬送手段の手配には向かなかったた
めである[19]。3月16日には県災害対策本部救援班の呼びかけで、厚
生労働省、県地域医療課、感染・看護室等の職7名によるプロジェ
クトチームが設置され、福島県立医科大学のDMATや内閣府、消防、
警察、自衛隊と連携した広域避難の仕組み作りが開始された。当時、
福島県内の医療機関は、避難指示の出ていた原発から半径20km圏
内の病院・施設からの緊急避難者の受入れで一杯の状態であり、半
径20〜30km圏内の病院入院患者は県外の医療機関に搬送せざる
をえなかった。プロジェクトチームでの検討の結果、各病院で手配
した個々の転院先までの入院患者搬送については、他県の拠点医療

### 図 福島県災害時医薬品供給制度と震災時の実際の状況を比較した図

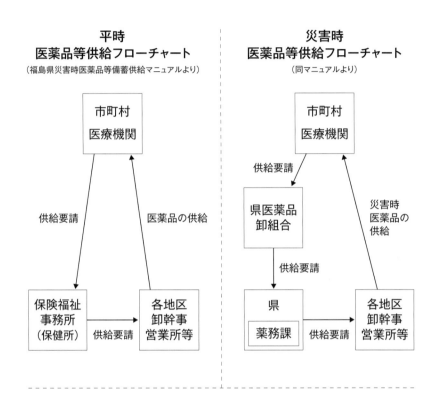

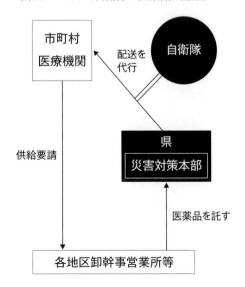

機関まで福島県が担当して多くの人数をまとめて集中搬送し、そこから個々の転院先までは他県側で個別に搬送することになった。県を越えた搬送の引継ぎの調整については福島県内のDMATと他県のDMATが直接行うという手法が見出され、隣県（新潟、栃木、群馬、埼玉、茨城）知事あてに福島県の佐藤雄平知事名による患者受け入れ協力要請文を発出するとともに、各県の医療担当課と調整を進め、搬送手段の分担や乗り継ぎ方法、人員体制、スクリーニングポイントの設定等を入れ込んだ全体計画が策定された。この計画に基づき3月22日までの間に屋内退避地域内やその周辺7病院の入院患者のうち合計611人の避難・搬送が実施された[20]。

# 「縁助」

　住民が残っているにも関わらず、被ばくへの懸念から外部からの立ち入りが大幅に自粛されたことで、屋内退避地域は孤立し、深刻な物資不足が生じた。これまでの防災計画は「自助」「公助」「互助」「共助」をベースに考えられてきたが、今回の調査の対象期間である震災発生後から3月末までの期間において、そのいずれもが機能不全となった。

　病院機能を維持するためには、医薬品や医師・看護師など医療に直接関わるモノ・ヒトの確保だけでは足りず、医療事務・入院患者の給食配膳のための人員や特別な食料、スタッフの宿泊場所や通勤のためのガソリン等も必要であることがわかった。物資は個々の病院の「自助」すなわち備蓄分だけでは全く不足であった。物資不足や被ばくへの不安から住民の自主避難が始まり、病院の看護職員数も激減し、患者のケアが難しくなった。また昨今、病院経営の効率化のため、医療周辺業務についてはスタッフの外注が進んでおり、病院長の指示によらず派遣元の本社からの指示で引き上げてしまう職員が続出した。平時にはチームとして一緒に働いていても、緊急時には指揮命令系統が異なることにより病院内のスタッフまとまった動きができなくなくなった。

屋内退避地域の病院への行政による「公助」は、前節で述べたように震災発生後数日間はほとんど届かなかった。今回の震災や原発事故は甚大かつ広範囲に及ぶ複合災害であったため、市町村も福島県も国も、その危機対応能力をはるかに超える業務にあたっていたことや通信状況の悪さから、屋内退避地域の現状に関する現状の把握や情報共有は困難を極めた。さらに情報を得たとしても対応するリソースが不足していた。

　病院間で互いに物資や人を融通したり、情報共有を行ったりする地域コミュニティ内の「互助」はほとんど見られなかった。これは平時から地域内の病院の間では人的交流や関係がほとんどなかったためだ。同じ南相馬市立どうしということで、南相馬市立総合病院と南相馬市立小高病院の間では連絡が取られ、患者の大量受け入れなどがなされているが、域内の市立病院と私立病院の間には14日の病院長会議を除き、ほとんど情報共有やその他の連携はなされていない。病院間以外では、地域住民が患者の搬送に手を貸したり、近くの農家が野菜を無料で提供してくれたりするなどのケースが見られたものの、自らも被災した地域住民の支援だけでは量的にも期間的にも限界がある。また震災直後から全国から被災地に向かったボランティアも、屋内退避地域には入ってこなかった。

　制度化された他地域からの支援である「共助」の仕組みは、震災発生直後から出動したDMATなど一部機能した。しかしDMAT業務は「発災後72時間の人命救助」という規定に基づいているため、震災発生後数日間の患者の救急搬送には威力を発揮したが、その後屋内退避地域の病院が必要としていた物資補給や慢性疾患の患者のケアといった医療支援業務との間には齟齬があった。またDMATは従来の活動期間を拡大し、3月末近くまで屋内退避地域の病院からの患者搬送に協力したが、屋内退避地域に直接入って活動することはできなかった。そのためDMATの広域搬送能力を活用するには、屋内退避地域内の病院から半径30km以遠にある中継所まで病院が自力で患者を搬送するか、唯一屋内退避地域で活動していた公的組織である自衛隊に頼るかしかなかった。

　これまで想定されていた「自助」「公助」「互助」「共助」では対応しきれなくなった状況下で、病院の危機対応を支えたのが、緩や

かで制度化されていない個人的なつながりをベースとした「縁助」だった。縁助の例としては、患者の受け入れ先や搬送手段を探す際の医師の出身大学や医局などの手助けや、平時から複数の病院に御用聞きのために出入りしていた薬品卸業者や医療ガス業者などの自発的支援などがあげられる。「縁助」は、これまで全くやり取りをしたことがない相手でも同じ組織に所属したということを元にしてすぐに信頼してもらえたり、顧客と業者としてビジネスの場で顔を合わせるうちに馴染みになり、平時からお互いの状況や必要な商材などに関する理解があったことで、単なる商取引を超えた便宜を図ってもらえたり、という非公式・非定型な関係に基づく援助である。規則や取り決めに従っているわけではなく、単なる損得勘定でもない。一方で、一般的なボランティアのように不特定多数の対象に向けた善意だけでもない。「縁助」とは、もともと個人が固有のものとして持っていた様々なつながりが、災害時には全く想定しない形で資産となったものであり、中長期的な視点に立った一種の互恵関係のようなものと言える。

> 「みんな個人的な所作だね。みんな、個人的なつながりの中でやれたっていうのが本当のことだよね」
>
> 南相馬市立総合病院　及川副院長
>
> 「東京（の慈恵医大）もありがたかったです。こういうときこそ役に立ってるな俺の母校、みたいな。医局の診療科の縦割り（の組織）と、あと僕の仲のいい気心の知れたメンバーが、みんな全部（の手配を）やってくれました」
>
> 大町病院　猪又院長

### ●医師の出身大学、医局

　阪神・淡路大震災では、医療機関どうしや行政、他県への情報共有・発信ができず、一部の病院に患者が集中する事態が生じた。これを教訓とし広域災害救急医療情報システム（EMIS）が構築され1998年から運用が開始された。EMISはインターネットを基盤とす

るシステムで、医療インフラの被災状況や受け入れ可能状況や人数などを逐次参加病院や行政担当者が入力し、DMATや厚生労働省、各地の消防機関と最新の情報を共有することで、円滑な患者搬送の調整や管理を行うことを目的としている。モバイルパソコンや携帯電話のデータ通信などからもシステムを利用できるようにはなっていたが、東日本大震災発生時、相双地区ではインターネットも含め全ての通信手段が使えなくなっていた。さらにEMISについてはDMATを持つ災害拠点病院等には普及していたものの、ヒアリングを行った屋内退避地域の病院ではその存在や使い方は知られていなかった。また各行政の災害対策本部にも100人を超える患者の移転先調整能力はなかった。1章で調査した相双地区の病院の患者の移転先探しは、通信状況がまれに改善する瞬間を狙い、医師たちが自分の伝手をたどって他の病院の医師に自ら電話をかけ、患者の病状を説明したり受け入れを依頼したりするという形で行われていた。

# 「縁助」の事例

以下、病院に定期的に出入りする業者が、病院の状況に関する情報の蓄積を活用して危機対応時の支援を行なった「縁助」の事例を紹介する。

### ●小池メディカル

小池メディカル（本社東京、小池和夫社長）は東京に本社を置く、医療酸素、医療窒素、医療笑気に代表される医療用ガスを販売する企業である。南相馬市立総合病院だけでなく、南相馬市にあるほぼ全ての病院と在宅患者に液体酸素を供給していた。医療用酸素の配達は、病院から発注依頼を受けてから商品を届けるのではなく、得意先を定期的（週数回）に巡回し必要な分量を納品するというシステムになっている。

14日の３号機の水素爆発以降、液体酸素の全メーカーが供給を停止したが、小池メディカルでは在宅用の液体酸素を代替品として納入したり、酸素濃縮器を活用したりするなどして、屋内退避地域の病院への酸素供給を続けた。３月20日ごろから屋内退避地域外への患者の転院が進んだことで酸素の需要が低下し、供給がひっ迫する状況は緩和された。しかし、南相馬市立総合病院ほか外来患者の診察を続ける病院のため、その後も１、２週間に一度のペースで酸素の納入を続ける必要があった。多くの大企業が営業を停止する中、比較的規模の小さい小池メディカルは現場の判断を重視しつつ社長が最終的な決断を下すスタイルを活かして、屋内退避地域へのサービスを継続させた。同社では平時から、大規模地震発生時のシミュレーションを行っており、営業圏内にある病院の３分の１と危機管理の意識やプロセスを共有していた。今回もそうした平時からのネットワークが有効に機能したという。こうしたネットワークは、災害発生に伴い外部から支援に入ってきた者が一朝一夕に構築できるものではなく、平時から御用聞きのような形で同一の営業担当者が定期的に病院を巡回していた積み重ねによるものである。また、早いうちから雨合羽や手袋、マスクなどを取り寄せたり、取引先から防塵服を入手したりするなどして、放射性物質を取り込まないよう職員の安全確保に気を配ったという。

● **日清医療食品**

　日清医療食品株式会社（本社東京、安道光二社長［当時］）は東京に本社を置き全国規模で給食の受託業務、医療用食品の販売などを行っている企業である。相双地区の複数の病院や福祉施設等で給食を提供するサービスを行っていた。大半の病院については、厨房の施設管理から食材調達、調理職員の配置など一括の請負契約を結んでいることが多い。この場合、給食に必要な食材については各施設との取り決めに基づいて日清食品側でまとめて仕入れたものを、食品流通系の配送業者を通じて各施設に納めていた。南相馬市立総合病院との契約はこのケースである。他の施設では、食材準備や調理の指示などは施設の方で行い、日清医療食品は調理職員派遣など労務部分だけを担当していることもあった。大町病院は後者の契約であり、同社の仙台支店の相双地区担当者が定期的に巡回して、地元住民が大半を占める調理職員の管理などを行っていた[21]。

平時、冷凍食品や乾物などは各メーカーが郡山にある日清医療食品の配送センターに商品を納入し、そこから配送業者の2トントラックで各施設に届けられていた。野菜や肉、魚などの生鮮食品については日清医療食品が会社として一括契約している地元業者数社から直接納入されていたという。震災発生後は地元業者が地震や津波の被害を受けたり、ガソリン不足で配達ができなくなったりして生鮮食材の調達が難しくなったが、相双地区への食材供給は続けられていた。3月12日の1号機の水素爆発の際にも富岡町への配達が行われており「動けない患者さんのために普段通り食事を運ばなきゃと思い、現場で働き続けているスタッフの頑張りを無駄にしてはいけないという思いでいっぱいだった」と営業担当者は述べている。こうした意識は全社で共有されていたという。日清医療食品では郡山配送センターが情報のハブとなって、各病院の状況の情報収集を行った。また全国に展開する営業所や支店のネットワークを活用し、福島県を含む被災地に対する協力支援を積極的に行っている契約業者などの助けを得て、協力業者から集めた食料を被災地域に優先して回してもらった。またその結果、全国から緊急資材として食パンや缶詰などが郡山センターに運ばれてきた。

　食材配達を専門に行う物流業者の協力を得られたことも大きかった。株式会社ヒューテックノオリン（本社東京、綾宏將社長）は東京に本社を置き全国的に低温・冷凍食品の配送を行う企業である。大規模な冷凍食品の貯蔵施設なども持っており、震災時も可能な限り業務を継続していた。またヒューテックノオリンのトラックが出せない時は、ガソリンの優先供給を受けられるよう緊急車両の申請を東京本社から警察に出してもらい、相双地区担当者が自らトラックを運転して郡山まで物資を受け取りに行っていた。日清医療食品仙台支店、同社の郡山配送センター、ヒューテックノオリンの配送担当運搬長などとの連絡や連携が維持されたこと、指揮命令系統が一元化されていたことで、地震発生から1週間後に通常営業に戻るまでの間も、何かしらの食材供給を続けられたという。しかし特に地震発生後数日間は限られた食材しか調達できず、病院によっては院内の食品備蓄をやりくりすることしかできないところもあった。

> 「やっぱり会社が大きいっていうのもあったと思うんですけど。本社から『とりあえずあるだけどんどん送れ』みたいな感じで。やっぱり会社がいろんな地域に支店や営業所を構えていたり、食材の会社さんとも契約させて頂いたりしている中で、協力してもらっている業者さんがたくさんいるっていうのは強かったのかなって。配送業者さんも『自分たちはそれが仕事だから』って運んできてくれるし。自分たちもやっぱり動けるし。で、規模が大きい分、物も入って来やすかったり、人手もいたりだとか」
>
> 「数量は均等には配れないけど『とりあえずこれ入ったから持っていけるところから持っていってくれ』って言って。トラックが動かなきゃ私たちが取りに行ってたんです」
>
> 日清医療食品　上原子弘貴氏

## ●恒和薬品

　株式会社恒和薬品（本社郡山市、滝田康雄社長）は東北六県と北海道を中心に薬剤やワクチンなどの医薬品や医療用機器などを病院・調剤薬局向けに販売する医薬品の総合商社であり、南相馬市原町地区に営業所を持つ。福島県が創業地であり、主たる顧客が東日本大震災の被災地に集中していることから、会社として南相馬営業所の維持と屋内退避地域内の医療機関へのサービス提供の継続を決断し、南相馬営業所への支援を行った。その結果、震災後の10日間、例えば大町病院に対して必要な医薬品の97%を納入するなど、屋内退避地域のロジスティクスが破綻する中で恒和薬品は数少ないサプライヤーとして機能し続けていた。

　南相馬営業所では、営業職員9人とパートの配送職員などを合わせた約20人体制で、1人当たり2-3軒の病院と約40軒の薬局やクリニックに医薬品の配送を行っていた。相双地区の医薬品卸幹事営業所でもあり、福島県薬務課との取り決めで、平時から常に在庫の中に災害時用の行政割り当て分を確保しておく事になっていた。3月12日午後には福島県災害対策本部からの依頼で原発から半径20km

圏内、双葉町にある双葉厚生病院に配達を行っている。1号機の状況が悪化しておりベントが行われる間際であったが、行政からの情報が錯綜していたことや各所との電話連絡がつかなかったため、避難指示などは聞いていなかったという。配達先の双葉厚生病院に到着した時には、患者もスタッフも警察や自衛隊の誘導の下、すでに緊急避難していた[22]。

3月11日時点で、南相馬営業所にあった主要な医薬品の在庫は約0.8ヶ月分であった。0.4ヶ月分ほどまで減る月末に比べれば、月初めに補充されていたため少し多くなってはいたものの、この在庫だけでは地域の医療機関の需要に対応し続けることはできない。郡山配送センターには、東京にあるグループ会社から毎日大型トラック10トン車2台で物資輸送がなされており、そこから南相馬営業所用に優先的に医薬品が確保されていた。

衛星電話により、病院などの取引先、郡山配送センター、他の営業所と常に連絡を取りあえたことが、サービスを継続できた大きな要因であった。取引先から注文を受け、必要分を発注し、配送センターに納入された医薬品を南相馬営業所経由で取引先に納入するという一連の手配がスムーズだっただけではなく、屋内退避地域外から常に情報がもたらされるため、デマや不要な情報に振り回されたり必要以上の不安を感じたりせずに営業担当者が業務を継続できたことも大きかった。さらに、同じ地域で営業する小池メディカルなど他業種の企業の担当者とも平時から顔見知りであったため、震災時も各病院の状況について情報共有ができ、病院からの注文を一括して受けたり、配達のためのリソースを共有したりすることができた。

● **バイタルネット**

バイタルネット（本社仙台市、一條武社長）は仙台に本社があり、東北六県を中心に、新潟県や栃木県で医療機関向けに医薬品、医療用機器、衛生材料等の販売を行う医薬品の総合商社である。同社の宮城県名取市にある物流センターは地震による被害を受けたものの商品は無事だったため、原町支店の支店在庫に無い医薬品は営業担当者が直接名取物流センターまで取りにいくことで対応した。地震発生後、相双地区全体でガソリン不足が生じたが、同社原町支店で

は12日に全ての営業車両のガソリンを満タンの状態にしていたため、12日〜15日まで営業担当者が直接得意先を訪問して受注・納品することができ、南相馬市内全域での配送を継続した。震災直後から14日頃までは医療機関からの連絡は途絶えがちではあったものの、原発20km圏内の双葉厚生病院が病院に設置されていた衛星電話から注文を出してくるなど、複数の病院や薬局から医薬品の発注があった。12日の昼には、営業担当者が双葉厚生病院に納品した帰社途中に、1号機の水素爆発が起きている。また取引先の病院や薬局が直接支店を訪れ、在庫から医薬品を受け取るということもあった。15日には20-30km圏内の屋内退避指示を受けて原町支店での業務継続が難しくなり、名取物流センター内に仮設営業所を設置し、相双地区向けの営業機能を一時移転した。屋内退避指示発令後は福島県医薬品卸組合と福島県薬務課にて30km圏内に関する供給対応の取り決めがなされたため、営業機能移転後は屋内退避地域には立ち入れず、原発から30km以上離れた相馬市の公立相馬総合病院、医療法人社団茶畑会相馬中央病院などに医薬品の供給を行い、30キロ圏内にある南相馬市立病院などへは30km地点での自衛隊との中継にて対応した。

　他の医薬品卸同様、バイタルネットでも平時から在庫管理や物流の効率化が進められており、営業所の医薬品の在庫は月平均で0.4ヶ月分という方針が取られていた。今回特に調達が困難であったのは流動食であった。保存期間が短いため大量に在庫を置いておけないことが、供給不足の原因となった。バイタルネットの場合、名取の物流センターが地震の被害を受けたとはいえ商品は無事であったこと、物流センターと相双地区北部の取引先との距離が比較的近かったことから、在庫を持つ物流センターが営業機能を引き取ることが可能であった。

● **福島県飯坂温泉**

　患者の受け入れ先も大きな問題であった。とりわけ、屋内退避地域の病院が閉鎖されると、入院患者の受け入れ先が大きな問題となった。相双地区以外の病院や高齢者介護施設も病床数以上に患者を引き受けており余裕はなかった。さらに避難所として指定された学校の体育館等は体調を崩した人に対応できるような施設ではなく、

衛生状態も良いとは言えず、伝染性の高い病気の発生なども見られるようになった。

　福島市の郊外にある飯坂温泉の旅館業界が、ここで支援を申し出た。その中心となった松島屋旅館は、発災当初から浜通りから避難してきた人々が受け入れを求めて訪れ、その中には介護施設の閉鎖で行き場を失った人たちも含まれていた。12日～14日にかけて避難指示区域が拡大すると避難民の数が急増すると、温泉街の他の旅館とも連携し、福島県旅館業組合として避難者を旅館に受け入れる（二次避難）ことを福島県と福島市に提案した。しかし、この時点では公的な避難所以外に避難民を受け入れることは前例がない、ということで許可と食糧支援は受けられなかった。

　3月末になっても、通常の避難所では徘徊などが問題となってしまう認知症患者などもいたほか、体調の悪化なども懸念され、弱者の避難先については何らかの対応が必要な状況であった。そのため、一時的な緊急措置として、複数の紹介者を介して病院側から福島県旅館業組合に対して重篤ではない患者の受け入れ先を提供してほしい旨の要請があり、飯坂温泉の旅館に南相馬市からの避難者を受け入れることとなった。病院患者を受け入れる許可は出されていなかったため受け入れ者の大半は健常者であったものの、認知症のため避難所でケアできない患者を一時的に旅館に受け入れたこともあったという。これらの患者に対しては、医師が旅館に往診し、医薬品は地元の薬局から調達、患者のケアは旅館職員が行うという臨時対応を行った。

# 「縁助」の背景にあるもの

### ●使命感

　3月末までの間に屋内退避地域でのサービスを継続した民間企業の職員の多くは、当時感じた思いについて「無我夢中だった」「患

者の人達は動けないのだから、僕らが頑張るしかない」「動けない患者さんのために普段通り食事を運ばなきゃと思い、現場で働き続けているスタッフの頑張りを無駄にしてはいけないという思いでいっぱいだった」といった、自分の業務への使命感を強く表明している。医薬品の配達を通じて最終消費者である患者の命を自分が担っているという認識が強かったという。一方で職員の派遣事業を行う業者は、現場で働く社員やパートのスタッフに対して、リスクを冒して現場に残り業務を続けるように指示することはできず、使命感を強制することは難しい。また使命感は「備え」として作り出すことはできず、現場担当者個人の属性によるところが大きい。ただ、東北地方を主たる活動地域としている企業は自らの施設も地震と津波で被災しつつも被災地の事情や状況が良くわかっているため、地元のために何かしなくてはならないという貢献意識が会社全体で共有されていた。

### ●組織としての支援体制

　全国規模で展開する企業は、被災地ではない地域から物資を相双地区向けに優先的に供給したり、関東地方などからトラックやガソリンを運び込んだりするなどの全社的な支援を行った。相双地区の営業担当者と物流関係者、本社の意思決定中枢とのコミュニケーションが緊密に取れていたり、地元への貢献意識の高い経営陣がいたりしたことが会社としての相双地区の支援の決定につながっている。さらに、営業担当者が頻繁に取引先を訪問していたり日ごろ地域の人々と積極的に交流してネットワーク作りを行っていたりしたことで、危機時にも効果的な情報収集・共有ができ、会社としての職員の安全確保にも寄与している。

### ●意思決定と裁量

　原発事故の悪化に伴い、病院に出入りしていた多くの外注業者は本社からの避難指示を受けてサービスを停止した。その一方でサービスを継続した企業を見ると、本社から業務継続の指示を受けたケース、通信状況の悪さから本社からの指示も含めて一切の情報が届かなかったために指示待ちのようにサービスを継続したケース、営業担当者に各現場のヒトやモノの状況確認だけでなくそのリソース

でサービスを提供し続けられるかの判断までを委ねていたケースなど様々であった。現場判断でサービスが提供され続けた場合は、それが既成事実となり、取引先の病院に患者がいる間は、本社が後から避難やサービス中断を指示しにくい状況になっていたところもある。

● 情報

　病院で患者の受け入れに追われた医療従事者だけでなく、病院へのサービス提供を続けた業者の大半も目の前の問題への対応に手一杯の状態であり、通信状況も悪さも手伝って、原発事故の状況についてはほとんど情報を持っていなかった。情報を持っていないのは行政も同様であったため、12日には行政からの依頼で2社が福島第一原発から半径5km圏内にある双葉厚生病院への配達を行っており、一号機のベントや建屋の水素爆発に遭遇している。一方で、衛星電話により相双地域外と常に連絡が取れ、原発事故の進展や、外部からどのような支援がいつ来るかという詳細について理解していたことが、孤立や被ばくリスクを不必要に恐れずに業務を継続できた要因となった企業もある。

　情報が不足している中で、さらに情報の偏りも見られた。南相馬市立総合病院は南相馬市の指揮下にあることもあり、南相馬市さらには福島県からも情報が入ってきたが、他の私立病院にはそうした情報は届かなかった。また、南相馬市立総合病院に入った情報を地域の私立病院と共有する仕組みもなく、3月14日に有志で開催された病院長会議が唯一の病院横断的な情報共有の試みであった。こうした市立病院と私立病院との関係の希薄さは、医師の出身校や医局の違いにも由来している。医師にとって、地理的な近さに基づく近隣の病院や行政とのつながりよりも、個人的な関係に基づいた遠方の病院とのつながりの方が頼れる状況であった。

● 行政の調整機能が働くまでの時間

　地震・津波・原発災害と複合的な危機状況の中で、中核的な調整の役割を果たすべき行政は、平時では想定できない量の業務と、断絶したインフラ、不安定な物資の供給といった状況の中で対応しなければならなかった。福島県と医薬品卸組合、医療ガス販売業協会

などの団体は平時から防災協定を結んでおり、こうした災害時対応の調整を行うことになっていた。しかし震災発生当初から一週間ほどは調整が出来るような状況ではなく、各企業や現場の各担当者が個別の危機対応を行っている。協定が有効に機能し始めたのは、3月18日に始まった、福島県庁を医薬品の集積地とした自衛隊による医薬品の搬送からである。しかし災害弱者である病院や患者にとって、震災当時の備蓄などの備えを考えると自力でもちこたえなくてはならない期間として一週間というのは致命的な長さであり、行政以外の外からの支援を必要としていた。

### ●個人的なつながり

情報不足や連絡の断絶、人的リソースの不足などにより予め制度で規定されていた防災上の取り決めがうまく機能しなかった期間中に、政治家のネットワークをうまく利用して情報収集や各所の調整を行えた事例も見られた。有事の際には、国、県、市の各行政レベルでの調整を待つ時間的余裕がなかったり、声を上げなければステークホルダーから見過ごされてしまって支援の対象にならなくなってしまったりする可能性もある。相馬市長でもある相馬中央病院の理事長の立谷氏は、相馬市長という立場上全国市長会や福島県選出の国会議員、当時の政権中枢などとの人脈を持っていたことで、関係各所との連絡や情報収集を直接行なうことができ、物資の確保や搬送の手配が比較的迅速に進んだという[23]。

# ロジスティクス上の課題

東日本大震災、福島原発事故発生後の数週間、相双地区の病院は様々な形で「縁助」をとりつけ、危機を乗り越えた。院長や事務長、医師らは、自らのネットワークを駆使して外部からの情報や支援を取り付けて自主避難の困難を乗り切った。平時より病院に出入りしていた民間事業者の中には、馴染みの病院の窮状を知り、単なるビジネス上の取引を越えて病院機能を支えたところもあった。こうし

た「縁助」の存在は社会の底力を示すものであり、それ自体賞賛されるべきものである。しかし、どんな病院でもこのような幸運が重なるわけではない。また個人の資質や能力、とっさの機転、英雄的行為、人脈や動員できるリソースなどに依存するのは、真の危機対応体制とは言えない。どのような病院においても、誰がリーダーであっても、どんな状況でも、ある程度の成果をあげることができるような危機時のロジスティクスの仕組みを考えていく必要がある。

1. 厚生労働省　医療施設調査 平成26年医療施設（静態・動態）調査 上巻2014年
2. 一般財団法人医療関連サービス振興会「月例セミナー（175回）今後の医療関連サービス事業の課題と展望～平成21年度医療関連サービス実態調査から読み取る～」
3. 日本透析医学会統計調査資料、2009年
4. https://www.pref.fukushima.lg.jp/download/1/02gennsiryokubousaibukai13.pdf
5. http://www.mod.go.jp/j/approach/defense/saigai/pdf/honbun01.pdf 「第八 原子力災害時の措置」はpp.18-21.
6. 化学防護部隊等、特殊災害に対して有効な装備を持つ部隊を指す。
7. https://www.npsc.go.jp/keibi/bousaigyoumukeikaku.pdf 「第5章 原子力災害対策」はpp.72-79.
8. http://www.fdma.go.jp/other/pdf/bousaigyoumukeikaku.pdf 「第10章 原子力災害対策」はpp.40-41.
9. https://www.pref.fukushima.lg.jp/uploaded/attachment/108865.pdf
10. DMATの活動要領は http://www.dmat.jp/katudou.pdf
11. 及川友好氏ヒアリング（2015年10月21日）
12. 及川友好氏ヒアリング（2015年10月21日）
13. 東日本大震災　南相馬市災害記録
14. 東日本大震災　南相馬市災害記録
15. 南相馬市ヒアリング
16. 及川友好氏ヒアリング（2015年9月1日、2015年10月21日）
17. 福島赤十字病院　市川剛氏　http://ndrc.jrc.or.jp/infolib/cont/01/G0000001nrcarchive/000/070/000070690.pdf
18. 尾形眞一氏ヒアリング（2015年8月31日）
19. 標葉隆三郎氏ヒアリング（2015年8月31日）
20. 県の記録誌 p172より
21. 上原弘貴氏ヒアリング（2015年11月2日）
22. 株式会社恒和薬品ヒアリング（2015年10月19日）
23. 立谷秀清氏ヒアリング（2015年11月13日）

[第3章]
# 異なるリスクのトレードオフ

はじめに東日本大震災、そして福島第一原発の過酷事故に直面した、屋内退避地域内の病院が直面したリスクには3種類あった。1つ目は原発事故により放出された放射線を浴びるかもしれない被ばくリスク、2つ目は避難をすることで患者の体調を悪化させるかもしれない移動リスク、3つ目は残留している間に医薬品や食料などの物資や人材リソースが確保できなくなるかもしれないロジスティクス・リスクである。

　震災直後、福島第一原発から半径20-30km圏内の病院は、地震・津波で負傷した患者の外来治療を行いながら入院患者のケアを継続し、地域医療ニーズに応えていた。その一方で、原発事故は発生後すぐには収束せず、1週間以上にわたり悪化の一途をたどる。原発事故の状況に関する情報は全く不足していた。危機の全体像を把握するべき国や県の災害対策本部でさえも正確な情報を十分に得ることができておらず、屋内退避指示が出されている地域についても、今後どの程度放射線レベルが高まる可能性があるのか、また放射性物質はどのように拡散するのかなどの情報が病院に提供されることはなかった。そのため、各病院は被ばくリスクについては不十分な評価しかできない状況下で、事態の対応にあたらなくてはならなかった。

　健常者とは異なり、重症者を含む入院患者は容易に避難させることができない。被ばくを避けるために原発から遠ざかろうにも、拙速に移動させれば患者の生命に関わるリスクを冒すことになる。原発から20km圏内の病院が避難した際の大混乱に見られるように、通信手段が途絶えている中で、患者の容体に応じた転院先や移動手段の確保や移動中のケアの手配は容易ではなかった。そのため、避難せずに残留するという選択肢もあった。避難指示の出た原発から半径20km圏内の病院には残留の選択肢はなかったが、半径20-30km圏内や30km圏外の病院は、被ばくリスク、移動リスクをそれぞれ見極めなくてはならなかった。

　さらに、リスクを考えなくてはならないのは、病院の入院患者に対してだけではない。病院職員も同様だった。職員自身も震災の被災者であり、家族のケアを担う者も多く、被ばくリスクを不安視して自主避難する職員も続出した。病院を辞めて自主避難したスタッフが職員数の半数を超えた病院も見られた。職員数が減少したこと

で残ったスタッフへの負担が増大し、疲弊の度合いが増していく。また医薬品なども外部から供給されなくなり、ロジスティクスは破綻した。水素爆発やベントなどの報道を受けて、運送業者をはじめとする多くの民間企業が職員の安全確保という観点から屋内退避地域への出入りを自粛するようになったためだ。その結果、この地域への物流は自衛隊による代理輸送を除きほぼ全て止まった。さらにメディア各社もスタッフを引き上げたため、地域の窮状が外に伝わらなくなり、この地域は陸の孤島と化した。各病院は、地震や津波による機器損壊などの直接的な被害に加えて、事故発生後数日で備蓄が払底した後は、医薬品だけでなく食料やガソリンなど深刻な物資不足に見舞われ、病院機能を維持できなくなっていった。

1章では、屋内退避地域内の各病院が被ばくリスク、移動リスク、ロジスティクス・リスクのトレードオフを突きつけられながら、それらをどのように認識、評価し、最終的な対応の意思決定を行ったか、当事者へのヒアリングを基に整理した。その中で、大半のケースにおいて最大の問題はスタッフの退避や物資供給の断絶というロジスティクス・リスクであったことが明らかになった。2章ではロジスティクスの破綻に見舞われた病院を支えた「縁助」について、事例を整理し、災害時の病院支援の体制について考察した。本章では移動リスクをどう評価すべきか、震災後数年間にわたり坪倉医師およびインペリアルカレッジ・ロンドン公衆衛生大学院の野村周平氏を中心とするチームが福島県の老人福祉施設を対象に行った調査の結果を基に考察する。

# 移動リスク

### ●避難が生存率に与える影響

原発災害時には、まず急性の放射線被ばくを防ぐことが重要である。原発事故発生直後には事故の規模がどの程度まで拡大するのか

定かではなかったことから、予防的措置として避難指示区域を大きく取り、より早期に広域避難を行って原発周辺住民の放射性被ばくリスクを低減しようというのは理にかなった判断であった。その一方で避難すること自体が大きなリスクを伴うこともまた事実であった。十分な準備の無いままに緊急避難を行うことで、移動に伴う身体的負担、その後の環境変化による長期的な負担だけでなく、精神的、心理的負担も避難者に強いることになる。さらに、避難先での生活の見通しへの不安や、それまで暮らしを支えていた諸々の社会的つながりを失うことにより、様々な側面で避難者が弱い立場に置かれ、全体として避難者の健康を著しく損なわれる危険性がある。特に弱い立場におかれた災害弱者の例として、この調査では日常生活にも介護を必要とする老人福祉施設の入所者を対象とした。

　福島第一原発事故を受けて、南相馬市はその南部が避難指示区域に、残りのうち北部の一部分を除く大半が屋内退避地域に指定された。避難指示区域内1施設、屋内退避地域（後に緊急時避難準備区域）内3施設、それ以遠の1施設の、合計5施設の老人ホーム入所者715名を対象とし、施設からの避難が高齢者の健康に与えた影響を調査した。これらの老人ホームでは、地震や津波による施設への損傷は免れたものの、被ばくリスクを恐れて入所者全員が3月18日から3月21日に別施設に避難することとなった。この調査結果は野村氏を中心とするチームの2013年と2015年の論文にまとめられている[1,2]。5施設の入所者の生存率を震災前と震災後で比較した時、2施設では震災前後で変化が見られない一方、残り3施設では震災後の生存率が低くなっていることがわかった。最も顕著な例では、利用者が亡くなられる可能性が震災前に比べて震災後に3.8倍となっている。またこの施設では、震災後90日以内に約25％の入所者が死亡したことが報告されている。移動距離の長さと生存率には関連は見られなかった。避難した高齢者の中にはその後複数回移動を繰り返した者もいた。しかし震災直後の混乱の中で避難（一次避難）をしたことが、避難先から他の病院への転院のために行われたその後の移動に比べると、生存率の低下に2倍影響を及ぼしている。生存率の低い3施設（グラフ中の施設2、4、5）は寝たきり状態など重度の介護を必要とする要介護者が長期間入所するための施設であり、比較的生存率の高い施設1、3は、それほど要介護度の高くない高齢者向けの老人福祉施設である。

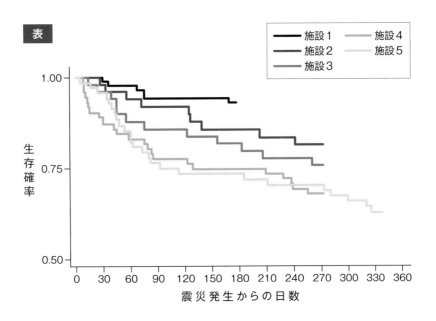

表

　この調査の一環として行われた各老人福祉施設職員へのヒアリングでは、①食事や介護上の個別対応ノウハウが継続できたかどうか、②まとまって避難できたかどうか、③避難手段の3点が、死亡率を考える上で重要だと指摘されている。

　①について、亡くなった方の多くは、手厚い介助・栄養管理が必要な方々であった。日本の介護施設におけるケアは、各入所者にあわせた個別の対応が行われており、そうしたノウハウがスタッフの間で共有されている。例えば、入所者の体調の具合に応じて特別な食器を使って食事を摂取してもらうなどの工夫である。このようなノウハウの蓄積によって、震災前には入所者の死亡率は低く抑えられていた。しかし避難先ではこのようなノウハウは共有されなかった。そこには介助者が施設入所者と一緒に他の施設に移れなかった、もしくは一緒に移れたものの避難先の施設の都合で以前と同じようなケアができなかったという事情がある。避難先の施設にこうしたノウハウの重要性を理解してもらうこと、申し送りを徹底し避難後も継続して連絡を取る体制を準備することなどが求められる。

　②については、ある程度の人数の入所者がまとまって一緒に避難できた施設と、バラバラに避難を行った施設とが存在した。どちらの方が結果的によかったかについては単純に答えの出る問題では無

い。まとまって避難した施設では、十分な準備を行う時間的余裕がなかったため、避難先での介助ベッドの手配が間に合わず、入所者は質素なマットレスで寝ざるをえなかった。また薬の処方もしばらく滞り、投薬が途絶えたことが報告されている。その一方、バラバラに避難した施設では、まとまって避難した場合に比べそれぞれの避難先でのケアは十分に継続出来たものの、避難先が分かれてしまったため、入所者の追跡や連絡が困難になった。

③について、5つの施設中3施設は、避難に際して福島県からのサポートはなく、観光バスによる避難を余儀なくされた。その一方、残りの2施設（この2施設も同一の医療法人に属していた）に対しては県のサポートがあり、避難時に福祉車両の使用が可能であった。長時間座った姿勢をとり続けなくてはならない観光バスと、横になることができたり、移動中もケアを継続できたりする福祉車両とでは移動時の身体への負担に大きな差が出る。この差は、避難を決定した日付に関係がある。前者3施設は避難を3/18に行っている一方、2施設は3/21に行った。原発事故発生後約1週間、県や自衛隊含む多くの公的な支援活動は原発から半径20km圏内の施設とその避難に集中しており、半径20-30km圏にある医療機関や老人関連施設の自主的な避難への支援はほとんどなかった。前者3施設の避難先は、たまたまNHKの報道でこれらの施設の窮状を知った神奈川県の施設が受け入れを表明したことで決まった。この避難先決定プロセスには県や国は介入していない。3月18日に南相馬市としての住民避難への県や国の支援が決まったことで、20日過ぎから避難を開始した老人ホームは自衛隊を含む外部からの組織的な避難支援を受けられるようになった。

● **震災前と震災後の生存率の比較**

南相馬市の北に位置する相馬市では、市全体が屋内退避地域の外に位置することもあり、老人ホームの入所者の全員避難は行われなかった。上記の南相馬市5施設に加えて、相馬市の2施設について、原発事故前の5年間と事故後の2年間について入所者の生存率を比較した[1]。原発事故時の入所者は7施設合計で526名、うち南相馬市内5施設の328名は、事故後の1-2週間に200～300km以上離れた神奈川県や新潟県などに避難している。一方で相馬市2施設の198

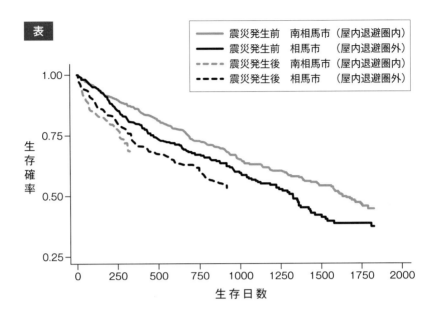

名は避難を行なっていない。

　対象となった老人福祉施設7施設の利用者の生存率について、南相馬市（屋内退避地域内、避難あり）、相馬市（屋内退避地域外、避難なし）に分け、さらに震災前後で比較した。

　相馬市（屋内退避地域外）の施設と南相馬市（屋内退避地域内）の施設との間で、震災前後の生存率の下がり具合の角度を比較すると、南相馬市の方が大きく下がっている。

　避難した南相馬市の施設入所者は、避難しなかった相馬市の施設入所者に比べて、生存率が1.82倍低下した。避難回数別に見ても、初期避難を行なった場合は避難なしの場合に比べ生存率が3.37倍低下しており、避難を行なうことで患者の体調が悪化する移動リスクの存在が認められた。

　このように、施設ごと避難した利用者のその後の生存率の低下を考えると、老人福祉施設利用者の安全確保を考える上で移動リスクは無視できないほど大きい。しかし、原発事故の状況が刻一刻と変わる中で避難しないという決断を下すためには、前章で見たように施設を支える物資や人などロジスティクスの維持が見込めること、被ばくリスクが許容範囲内であると評価できることが不可欠である。

もう一つ特徴的なことは、避難を行わなかった相馬市の老人福祉施設でも、震災前に比べて震災後には生存率がやや低くなったことである。施設全体が避難せずに残留した場合でも、被災したことの精神的な負担や、物資供給やスタッフ人数の減少への不安感により、入所者の健康状態に負担がかかり生存率に影響が出たものと示唆されている。

● **避難した場合と残留した場合のリスクの比較**

　前節で見たように、移動リスクゆえに避難は常に最善の対応とは限らない。一方で避難しないで残留した場合には被ばくリスクが高まる。1・2章で述べたように、病院や老人福祉施設の職員が自らの被ばくリスクを恐れて自主避難することにより職員数が激減してしまえば、患者や入所者の十分なケアができなくなる。2015年の村上らの論文[3]は、南相馬市の3つの特別養護老人ホームの入所者（事故発生時、合計191人）およびスタッフ（事故発生時、合計184人）を対象に、4つの異なる避難シナリオを用いて、移動リスクと被ばくリスクそれぞれを算出した。リスクの計算には「損失余命」と呼ばれる指標を用いた。この指標は、あるグループが特定の条件化に置かれた時、グループ平均でどの程度余命が縮まるかを表す。年齢層の異なるグループや、健康への影響が生じる時期が異なる事柄を比較する際に有用な指標である。リスクの算出に用いられた4つの避難シナリオは以下の通り。

1. 「迅速な避難」シナリオ
2. 実際に南相馬市の老人福祉施設が避難した状況。3月22日に避難したものとする
3. 「時間をかけた避難」シナリオ
4. 受け入れ先の準備や搬送の手配が完全に整うまで残留し、その後ゆっくりと避難したものと想定。具体的には「迅速な避難」シナリオの90日後（6月20日）に避難したものとする
5. 「避難せずに残留し、20mSv被ばくする」シナリオ
6. 「避難せずに残留し、100mSv被ばくする」シナリオ

　その結果、「迅速な避難」シナリオでの入所者の総損失余命は11000人・日、「時間をかけた避難」シナリオは27人・日、「避難せ

ずに残留し、20mSv被ばくする」シナリオは1100人・日、「避難せずに残留し、100mSv被ばくする」シナリオは5800人・日となった。現実的に時間をかけた避難に比べて、迅速な避難（今回の事故で実際に選択された行動）は入所者とスタッフ併せて約400倍の生命リスクを負っており、ICRPが避難の目安とする100mSvよりも、迅速に避難した場合の方が生命に関わる影響があることが示されている。

ただしこの結果の解釈には注意が必要である。この分析では避難による入所者の死亡リスクと、残留によるスタッフの被ばくリスクを比較して入所者の移動リスクが高いことが示されている。その一方で、残留した場合の入所者の健康に影響を及ぼす他のリスクについては評価できていない。実際には、ロジスティクス・リスク（残留したとして、入所者のケアを継続できるだけの物資や職員は確保し続けられるのか）や先に見たような不安やストレスによるリスクが、残留した場合の入所者の健康に大きな影響を与える。

### ●移動リスクを減らす余地

南相馬市、相馬市の老人福祉施設におけるこれら3つの研究から、避難をすることによる高齢者の健康への影響の大きさが明らかになった。注意すべきは、移動の最中に命を落とす方よりも、移動後の避難先で命を落とす方が多かったという事実である。呼吸状態の悪化や脱水といった、移動そのものがすぐに容態の悪化に直結したケースは少なく、死因は肺炎や衰弱などありふれたものが多かった。つまり精神的なストレス、避難後の環境変化などが健康に悪影響を及ぼしており、その背後には通常のようなケアができなかったことやロジスティクスの破綻がある。そのため、避難するべきか、しないべきか、を上記3つの研究を基に単純に論じることはできない。しかし、事前に有事の避難計画を整備しておくことで、避難に伴う移動リスクを減らす余地はあるだろう。今回の震災で避難した老人福祉施設における利用者の死亡者数が増えた背景には、ロジスティクスの破綻による医療行為や介護ケアの中断や質の低下が遠因としてあると考えられる。高齢者のケアは、各人の容態に合わせた個別のケアが必要であり、その詳細はノウハウとして各施設や担当スタッフに蓄積されている場合が多い。もし避難を行うことになった場合には、可能であれば職員も同時に移動し、避難先でも避難前と出

来るだけ変わらないケアを継続出来るよう体制作りが重要であろう。今後は放射線の被ばくリスクとともに、避難に伴う移動リスク、残留できる環境が維持されているかに関わるロジスティクス・リスクの全てを含めた総合的なリスク評価や対策が求められる。

# 被ばくリスク

### ●外部被ばくとヨウ素による内部被ばく

原発事故時に放出される放射性物質には、セシウムやヨウ素をはじめとして様々な核種が存在する。またそれらの放射性物質からの被ばくには、内部被ばくと外部被ばくがあり、例えば内部被ばくでは空気、水、食品からなどいくつかの被ばく経路が存在する。被ばくの詳細説明については巻頭コラム4を参照されたい。

福島第一原発事故の発生当時、特に避難するかどうかの意思決定が行われた時期に、最も重要だったのは外部被ばくとヨウ素による内部被ばくであった。事故発生直後の時期を見ると、結果的に住民が被ばくした線量合計値のうち外部被ばくがそのほとんどを占めていた。また、半減期が短い放射性ヨウ素は、内部被ばくによる甲状腺がん発症のリスクを持つ。福島県立医大が主導する県民健康調査によると、相馬郡における事故発生後4ヶ月間の外部被ばくは、15歳以下の小児に関して、その97％が2mSv以下であり、最大でも10mSv以下であったことが報告されている。また甲状腺被ばくに関しては、福島県全域で、小児を対象に行われたWHO（世界保健機関）やUNSCEAR（国連放射線防護委員会）の調査結果からも、甲状腺がん発症数の増加が予想される値ではないことが判明している。

### ●セシウムによる内部被ばく

2011年7月、南相馬市立総合病院ではホールボディーカウンター

を用いた、セシウム-134（Cs-134）およびセシウム-137（Cs-137）による内部被ばくを評価するスクリーニングが導入された。Cs-134およびCs-137は放出量が多く、半減期が長いため中長期的に残存する核種であることから、原発事故による内部被ばくの大部分がこれらの核種に由来する。

坪倉医師が主導した南相馬市立総合病院の調査では、6歳以上の南相馬市民を対象とし、2011年9月26日から2012年3月31日までの期間中に合計で9,498人（2011年8月11日時点での南相馬市人口の24％に相当）の内部被ばく検査が行われた。検査を受けた人の内訳を見ると、1,432人の小児（女児720人：50％）と8,066人の成人（女性4512人：56％）が受診した。

調査の結果、9498人中、3286人（35％）から放射性セシウムが検出された。小児のうち235人（16.4%）から検出された放射性セシウムの中央値は590Bq/body（11.9 Bq/kg）。その一方、成人では、3,051人（37.8%）から検出された放射性セシウムの中央値は744 Bq/body（11.4Bq/kg）だった。そして一人の成人（1.07mSv）を除いた全員の預託実効線量は1mSv以下であった。

この検査は、事故から半年後以降に行われている。セシウムは主に腎臓経由で体外に排泄される。排泄速度は年齢によって異なり、成人では約100日で半減するが、小児ではより早く、6歳で1ヶ月前後、1歳で10日とされている。そのため、成人であれば、事故初期に体内に摂取された放射性セシウムは、半年後には約4分の1程度に減った値となる。この値から逆算し、初期の被ばく量を計算すると、原発事故直後のセシウムによる内部被ばくは、南相馬市民の大多数で1mSv以下であった。

南相馬市での内部被ばく検査はその後も継続されている。2011年9月の調査では、検査を受けた住民（16歳以下）のうち、半分以上からセシウムが検出されたが、その後徐々に減少し2012年7月以降0％となっている。セシウムによる内部被ばくのほとんどは、原発事故発生直後に受けた内部被ばくであることがわかる。上記の結果から、南相馬市における初期の住民の被ばくは決して大きなものでは無く、WHOや国連放射線防護委員会の報告書にもあるように、今後の発がんリスクの上昇を予期するものではない。

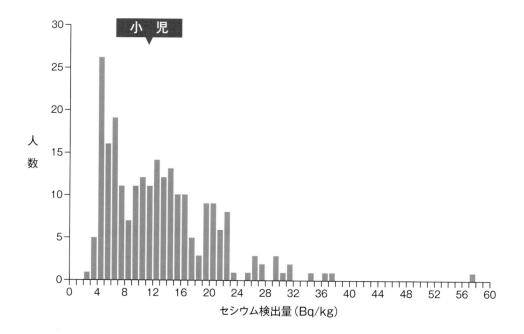

表 小児・成人別放射性セシウム内部被ばく

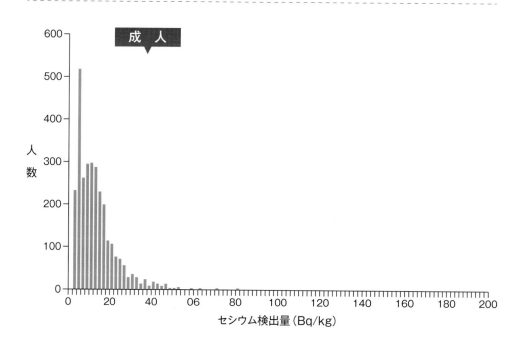

＊セシウムが検出されなかった小児と成人はグラフに含まれていないため、人数の合計はそれぞれ小児235人、成人3051人となる

### ●被ばくリスクの考え方

　上記の南相馬市民を対象とした調査から得られる教訓は、被ばくリスクを重要視しなくてよいということではなく、被ばくを低減するための方策に関わるものである。

　第一に、内部被ばくを抑えるための水や食料のコントロールの重要性である。今回の原発事故直後の被ばくはその多くが外部被ばくであったが、中長期にわたりおこりうる内部被ばくについても、今回の事故発生後は国が食品の暫定基準値の設置や食品出荷制限の管理を開始したことにより、住民の内部被ばくをある程度低減することができた。放射性セシウムによる被ばくも、事故直後に放射性プルームを吸入したことに由来するものより、その後の食品摂取によるものの影響が大きい。放射性ヨウ素は特に水に溶けやすいため、事故直後の飲料水の確保、プルームに汚染された地場の食品の摂取制限などを行う必要がある。原発周辺の施設が避難しないという選択を取った場合、ロジスティクスの破綻により安全な水や食品の確保ができなくなると、内部被ばく対策という観点からも大きな打撃となる。

　第二に、避難するかどうかを決める際に、空間線量率を把握することの重要性である。外部被ばくを評価する際には、場所や時間経過によって急激に変化する空間線量率をきちんと把握することが不可欠である。場所が同じであっても、滞在している建物がコンクリート造かどうかなどによっても放射線の遮蔽率が異なる。病院などの施設それぞれにおける空間線量の詳細なモニタリングが不可欠である。

　第三に、原発災害時の避難は、いわゆる自然災害時の避難とは時間軸が異なるということである。福島原発事故の発生当時、空間線量率はその時々で大きく変化した。しかし、避難時の被ばくの健康への影響を考える際に重要なのは、空間線量の最大値ではなく、ある一定期間に浴びた累積被ばく量である。地震が起こり、津波が沿岸部に到達するまでには今回の場合約1時間しかなかった。その短時間に避難しなければならず、時間的余裕がない。原発事故に伴う放射線災害は、原発から至近距離にいる人々を除けば避難までに時

間を取ることが可能である場合が多い。避難を1日遅らせれば数mSvの被ばく量の増加もありうるが、準備が不十分なままに慌てて避難し移動リスクを冒すのとどちらが健康により影響が出るかは考慮の余地がある。今回のように原発からある程度離れた場所での避難は、数時間で全員が完全に移動し終わらなくてはならない、というものではない。数日から1週間という単位での時間をかけて、避難先や避難方法やその他のリソースを確保し、移動リスクをできる限り低減させながら被ばくリスクをも避けるという方法が最も妥当な選択肢だったのかもしれない。

1. Mortality Risk amongst Nursing Home Residents Evacuated after the Fukushima Nuclear Accident: A Retrospective Cohort Study
   Shuhei Nomura, Stuart Gilmour, Masaharu Tsubokura, Daisuke Yoneoka, Amina Sugimoto, Tomoyoshi Oikawa, Masahiro Kami, Kenji Shibuya
   2013年3月26日にPLOS ONE 掲載　http://dx.doi.org/10.1371/journal.pone.0060192
2. Mortality Risk amongst Nursing Home Residents Evacuated after the Fukushima Nuclear Accident: A Retrospective Cohort Study
   Volume 82, Issue null, Pages 77-82
   Shuhei Nomura, Stuart Gilmour, Masaharu Tsubokura, Daisuke Yoneoka, Amina Sugimoto, Tomoyoshi Oikawa, Masahiro Kami, Kenji Shibuya
3. Was the Risk from Nursing-Home Evacuation after the Fukushima Accident Higher than the Radiation Risk?
   Michio Murakami, Kyoko Ono, Masaharu Tsubokura, Shuhei Nomura, Tomoyoshi Oikawa, Tosihiro Oka, Masahiro Kami, Taikan Oki
   2015年9月11日にPLOS ONE 掲載　http://dx.doi.org/10.1371/journal.pone.0137906

[第4章]

震災の教訓

# 事故後の取り組み

　震災から5年が経過した今、原子力災害への備えとして「官」はどのような制度改正や対応計画の策定などに取り組んできたのだろうか。また今でも課題として積み残されている問題はないか。今回の調査の対象である原子力発電所から半径20–30km圏（いわゆる「屋内退避地域」）への行政の対応について、震災後の動きを整理する。

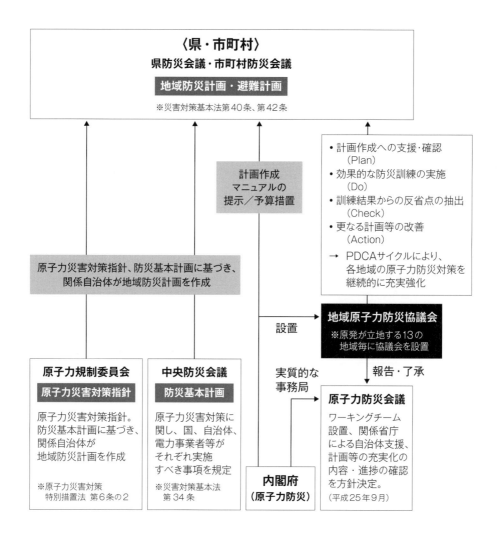

● **防災の枠組み**

　福島第一原発事故を受けて、平成25年9月3日の原子力防災会議で、新しい地域防災計画・避難計画を作成する方針が決定された。この方針に基づき、内閣府原子力防災担当により原子力発電所の立地地域にそれぞれ一つずつ、合計13の地域原子力防災協議会が設置された。屋内退避地域内の要配慮者への配慮や、病院の危機対応への支援については、関係道府県・市町村の地域防災計画・避難計画を充実させるための取り組みの一環として、この枠組みの中で検討されている[1]。原子力災害に備えた各自治体の地域防災計画・避難計画の作成にあたっては、防災基本計画と原子力災害対策指針に定められる基本方針に則って行われる。

● **中央防災会議（防災基本計画）**

　防災基本計画（平成28年2月16日修正　中央防災会議）[2]は、災害対策基本法に基づき、防災上必要とされる諸々の施策の基本を、国、公共機関、地方公共団体、事業者、住民それぞれの役割を明確にしながら定めている。原子力災害対策も対象とされており、原子力事業者の原子炉の運転等（加工施設、原子炉、貯蔵施設、再処理施設、廃棄施設、使用施設の運転、事業所外運搬）による放射性物質又は放射線の放出という事態が起こらないよう、また起こってしまった場合はその放出の拡大を防止するよう、その対策について記述されている。防災基本計画には屋内退避や要配慮者への対応に関しての記述もあるが、その詳細は地方公共団体の対応に多くを期待する内容となっている。

| 【屋内退避の対策】(該当部分抜粋) |
|---|
| 第2節　避難、屋内退避等の防護及び情報提供活動<br>1　避難、屋内退避等の防護措置の実施<br>　○地方公共団体は、内閣総理大臣又は原子力災害対策本部長の指示に従い、又は独自の判断により、住民等に対して、屋内退避又は避難のための立退きの勧告、指示等の緊急事態応急対策等を行うものとする。なお、地方公共団体は、避難時の周囲の状況等により避難のために立退きを行うことがかえって危険を伴う場合等や |

むを得ないときは、居住者等に対し、屋内での待避等の安全確保措置を指示することができるものとする。
○市町村は、屋内避難又は避難のための立退きの勧告、指示等を行った場合は、住民の避難状況を確認するとともに、その勧告、指示等の内容及び避難状況について、現地対策本部等に対して情報提供するものとする。

### 要配慮者への対策（該当部分抜粋）

第2節 避難、屋内退避等の防護及び情報提供活動
6　要配慮者への配慮
○市町村は、発災時には、避難行動要支援者本人の同意の有無に関わらず、避難行動要支援者名簿を効果的に利用し、避難行動要支援者について避難支援や迅速な安否確認等が行われるように努めるものとする。
○避難誘導、避難所での生活環境、応急仮設住宅の提供に当たっては、要配慮者に十分配慮するものとする。特に避難所での健康状態の把握、福祉施設職員等の応援体制の整備、応急仮設住宅への優先的入居、高齢者、障害者向け応急仮設住宅の設置等に努めるものとする。また、要配慮者に向けた情報の提供についても、十分配慮するものとする。
○地方公共団体は、避難誘導、避難所での生活に関しては、要配慮者及び一時滞在者が避難中に健康状態を悪化させないこと等に十分配慮し、避難所での健康状態の把握、福祉施設職員等の応援体制の整備、応急仮設住宅への優先的入居、高齢者、障害者向け応急仮設住宅の設置等に努めるものとする。また、要配慮者に向けた情報の提供についても十分配慮するものとする。

## ●原子力規制委員会（原子力災害対策指針）

　防災基本計画の中で、原子力災害に関する専門的・技術的事項については、原子力災害対策特別措置法の規定により、国〔原子力規制委員会〕が定める原子力災害対策指針によるものとされている。平成24年9月18日を以て、原子力安全委員会は廃止され、同年9月19日に原子力規制委員会及び事務局である原子力規制庁が発足

**図** 2種類の原子力災害対策重点区域

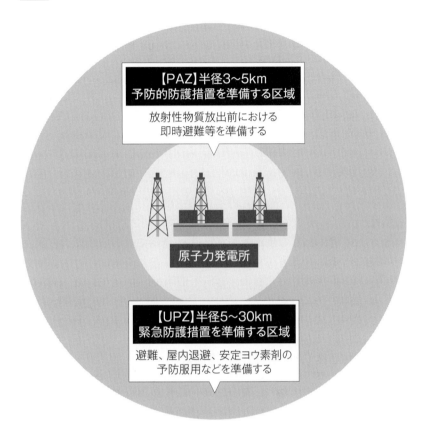

した。原子力規制委員会による原子力災害対策指針（平成27年8月26日全部改正　原子力規制委員会）[3]では、「住民の視点に立った防災計画を策定すること」、「災害が長期にわたる場合も考慮して、継続的に情報を提供する体系を構築すること」、「最新の国際的知見を積極的に取り入れる等、計画の立案に使用する判断基準等が常に最適なものになるよう見直しを行うこと」が基本的な考え方とされている。屋内退避や要配慮者への対応に関しての記述もあり、具体的に配慮すべき事項が列挙されている。

　国際原子力機関（IAEA）の原子力防災の考え方を踏まえ、原子力災害時に影響が及ぶ可能性がある区域については、原子力施設からの距離に応じて、PAZ（半径3-5km）とUPZ（5-30km）の2種類が定められている。前者はチェルノブイリ事故において数時間以内

に致死的な線量率が測定された距離であり、重大な緊急事態発生時には屋内退避や避難が速やかに行われるべき区域である。後者は数時間以内にモニタリングを実施して適切な緊急防護措置を行うべき区域であり、これ以遠では避難のための措置を講じるべき線量率になることはほとんどない。この2種類の原子力災害対策重点区域それぞれに対して、緊急時に備えた準備が求められる。ここで特筆すべきは、この区域分けはあくまでも計画を作る上での単位であり、実際の緊急時にこの計画区分ごとに一斉で一律の対策を実施しなくてはならないわけではない。場合に応じて、被ばくを防止もしくは低減するために必要な場所に対して必要な措置を複数組み合わせて実施することとされている。例えばPAZ内についても、必ずしも即時に圏内全ての場所から全ての住民の避難が求められているわけではなく、放射性物質の放出量が多い間についてはある場所の住民だけ一時的に屋内退避を行うなど個別対策を組み合わせることが有効とされている。そうした個別対策の実施方法については各地方公共団体に委ねられている。

● 地方公共団体（地域防災計画・避難計画）

　震災後、改訂された防災基本計画や原子力災害対策指針を受けて、地方公共団体では地域防災計画の改訂や避難計画の策定を行い訓練等に取り組んでいる。しかし、原子力発電所が立地している主な地方公共団体の地域防災計画・避難計画では、まだ屋内退避や避難時の具体的な対応の詳細について明記しているものは見られなかった[7]。特に病院を対象とした場合、病院が立地する市町村と広域的な観点での対応を考える県との調整に際して、患者の容態など個別の事情に応じた避難先の選定や避難方法の確保が必要となるため、より詳細に細部を詰めていく必要があるが、なかなかそうした検討は進んでいない。

　ある住民説明会におけるやりとりで、地方自治体がなかなか具体的な避難の詳細を検討できない状況が浮き彫りになった事例がある。新潟県柏崎市では「原子力災害に備えた柏崎市広域避難計画（初版）」[8]を平成26年度に策定している。これにあわせて同年度に開催されたPAZ地区説明会兼意見交換会[9]では、「即時避難区域（PAZ）に避難指示が発出されれば、それを聞いた避難準備区域

**表** 原子力災害対策指針の重要用語[5,6]

| | |
|---|---|
| PAZ<br>(Precautionary Action Zone)<br>予防的防護措置を<br>準備する区域 | ○原子力発電所から半径およそ5km圏内の地域を指す。<br>○施設内部で事故が発生した際に、EALに基づいて即時避難等を決定する。 |
| UPZ<br>(Urgent Protective<br>action planning Zone)<br>緊急防護措置を<br>準備する区域 | ○原子力発電所から半径およそ30km圏内の地域を指す。<br>○施設内部の事故レベルが全面緊急事態（EAL3）と判断された際に、住民の避難準備を開始する。<br>○また、施設外部への放射性物質の放出が起こった際には、OILに基づいて安定ヨウ素予防材の服用・除染・屋内退避・避難等を決定する。 |
| EAL<br>(Emergency Action Level)<br>緊急時対策レベル | ○原子力発電所の事故レベルを示す指標。<br>○EALの段階によって、緊急事態区分が変化し、取るべき対策も変化する。<br>EAL1：警戒事態<br>　（例：PAZの要援護者は避難準備を開始）<br>EAL2：施設敷地緊急事態<br>　（例：PAZの要援護者は避難を実施）<br>EAL3：全面緊急事態<br>　（例：PAZの住民は避難を実施） |
| OIL<br>(Operational<br>Intervention Level)<br>運用上の介入レベル | ○原子力発電所の事故によって外部に放出された放射性物質のレベルを示す指標。<br>○OILの段階によって、飲食物摂取制限・除染・屋内退避・一時移転・避難等、住民が取るべき防護措置も変化する。 |

（UPZ）の住民も当然のごとく避難を始めるのではないか。行政として、PAZの住民が避難している最中に、UPZの住民を屋内退避させておくことが本当にできると考えているのか」との質問がなされた。これに対して柏崎市は「防災行政無線で分かりやすく丁寧な広報を心がけるとともに、市民の皆さまが良く聞いて、冷静な行動をすれば混乱は緩和されると考えています。国で定めた原子力災害対策指針ではUPZはまず屋内退避して避難準備し、状況に応じて避

難することになっています。地区説明会等を通じてそういった防護措置についてしっかりと説明し、ご理解をいただくよう努めます」と回答し、原子力災害対策指針に示された基本的な考え方を述べるにとどまった。

　市町村レベルで具体的な避難や屋内退避時の対策の詳細を検討することが難しい背景として、本調査でも見られたように、屋内退避中の災害弱者に市町村だけで対応するには限界があり、国、県、事業者などと一体となった対応が求められるがその体制がまだ十分にできていないこと、現行の法制度では屋内退避の出された地域での活動が制限されていることなどがあげられる。

　こうした避難計画の策定の難しさは福島第一原発事故の前にも見られた。それは「絶対安全神話」の下、原発は事故を起こさないのだから事故が起こることを前提とした避難を想定することすら認められない、という認識であった。福島第一原発事故を経験して、「絶対安全神話」は崩れたように見えるが、改めて「世界一厳しい規制」を実施し、原発の事故が起こらないようにすることを条件に再稼働を認めると言った空気の中、避難計画を論じることは事故が起こることを想定することを意味しており、PAZ、UPZの住民にとっては大きな心理的ストレスになっていることも背景にあると思われる。

　既に本書で見てきたとおり、国による強制避難が3km、10km、20km圏と拡大し、20-30km圏内は屋内退避となったが、屋内退避の圏内でもUPZの住民は自発的に移動しうる人を止めることはできなかった。しかし、第三章で明らかにしたように、移動リスクは被曝リスク、ロジスティックス・リスクとのトレードオフにある。「避難弱者」である人達のリスクを考える上で、UPZでの屋内退避は、移動が可能になる様々な条件が整うまでの措置としては適切なものと考えられる。

| 屋内退避の対策（抜粋） |
| --- |

② 屋内退避
　○屋内退避は、住民等が比較的容易に採ることができる対策であり、放射性物質の吸入抑制や中性子線及びガンマ線を遮へいすることにより被ばくの低減を図る防護措置である。屋内退避は、避難の指示等が国等から行われるまで放射線被ばくのリスクを低減しながら待機する場合や、避難又は一時移転を実施すべきであるが、その実施が困難な場合、国及び地方公共団体の指示により行うものである。
　○特に、病院や介護施設においては避難より屋内退避を優先することが必要な場合があり、この場合は、一般的に遮へい効果や建屋の気密性が比較的高いコンクリート建屋への屋内退避が有効である。具体的な屋内退避の措置は、原子力災害対策重点区域の内容に合わせて、以下のとおり講じるべきである。

- PAZにおいては、全面緊急事態に至った時点で、原則として避難を実施するが、避難よりも屋内退避が優先される場合に実施する必要がある。
- UPZにおいては、段階的な避難やOIL4に基づく防護措置を実施するまでは屋内退避を原則実施しなければならない。
- UPZ外においては、UPZ内と同様に、事態の進展等に応じて屋内退避を行う必要がある。このため、全面緊急事態に至った時点で、必要に応じて住民等に対して屋内退避を実施する可能性がある旨の注意喚起を行わなければならない。

　○上記の屋内退避の実施に当たっては、プルームが長時間又は断続的に到来することが想定される場合には、その期間が長期にわたる可能性があり、屋内退避場所への屋外大気の流入により被ばく低減効果が失われ、また、日常生活の維持にも困難を伴うこと等から、避難への切替えを行うことになる。
　○特に、住民等が避難すべき区域においてやむを得ず屋内退避をしている場合には、医療品等も含めた支援物資の提供や取り残された人々の放射線防護について留意するとともに、必要な情報を絶えず提供しなければならない。
　○なお、地域防災計画（原子力災害対策編）の作成に当たっては、気密性等の条件を満たす建屋の準備、避難に切り替わった際の避難先及び経路の確保等について検討し、平時において住民等へ情報提供しておく必要がある。

# 提　言

### 連携の強化

#### ●通信手段の確保

　病院のロジスティクスにとって、通信インフラの遮断は致命的な問題である。また固定電話が維持されたとしても、配送担当者は常に現場で移動しているため、安定した情報通信の確保は難しい。物資や医薬品の配送担当者がサービスを継続し、必要なものが必要な病院に分配、配達されるためには通信インフラの維持が重要となる。しかし、震災当時、固定電話、FAX、携帯電話は使えなくなり、パソコンによる通信も難しかった。情報の流通が滞ったため、現場のニーズを知ることが出来たとしても、それが適切に伝達され、必要な物資を供給するということが困難な状況となった例が多く見られる。その一方で、衛星電話を使用できた病院や業者は、常に外部と連絡を取り続けることができ、注文、在庫調整、地域外からの物資補給の手配などが可能であっただけでなく、現場の担当者と本社やその他関係者とが情報共有することで孤立を防ぎ不安の増大を抑えることができた。個々の企業にとって衛星電話を緊急用に持ち続けることは難しいかもしれないが、常に災害弱者を抱える病院や病院への支援を行う行政機関、医療関連ロジスティクスのハブとなるような業者への配備が望ましい。

#### ●備蓄の共同利用

　薬品が切れれば患者の生命に直結するようなインスリンや透析関連薬剤、医療用酸素などの必須医薬品については災害時にも継続的に供給できるようにしておかなくてはならない。しかし地震と津波による、交通インフラ、通信インフラの断絶は完全には防ぐことはできない。またガソリン供給が不足すれば、必然的に物資流通に大きな支障となる。また備蓄については、医薬関連メーカーや卸業者

や各病院が在庫を増やせる量は経営面を考慮すると限定的であろう。「互助」「共助」「縁助」の観点からできることは、近隣もしくは伝手のある病院や薬局が医薬品を融通し合うことである。

　東日本大震災時には草の根レベルでそうした備蓄の共同利用が行われていた。宮城県や岩手県では、降圧剤、高脂血症薬など慢性疾患の薬剤の在庫が不足したため、大学病院などの基幹病院がまとめて医薬品を購入したものを他の病院に分配したケースが見られた。しかしこの行為は薬事法24条に定める「授与の目的で貯蔵」した場合にあたり法に抵触するとして問題視された。県や厚生労働省への交渉の結果、3月18日には病院間での融通について、薬局間や地方公共団体間を越えた融通については3月30日に薬事法違反とはならない旨の通知がなされた[10]。今回の調査では、屋内退避地域における医薬品等の不足は震災発生後数日で生じているため、医薬品等の供給再開までの間に対応できるような備蓄を数日間分大目に保持するといった対応が、地域の基幹病院によってなされることが望まれる。

### ●縁助へのインセンティブ

　既存の地域防災計画では県や市町村の災害対策本部事務局に情報が集約され、そこから担当部門に適宜指示が出され、物資供給の調整なども行われることになっていたが、発災直後はいずれの災害対策本部も膨大な量の情報収集と混乱する情報の整理と通信状況の悪さに悩まされて効果的な対応ができなかった。今回見られた「縁助」では、例えば病院への医薬品供給という一部の危機対応において、平時から複数の病院に定期的に出入りしている民間企業の情報収集能力による各病院の状況確認や、同じ地域で営業する他品目の業者との情報共有や配送の連携などの調整が非常に有効に働いた。さらに恒和薬品のように相双地域の医薬品卸の幹事として、18日からの屋内退避地域への自衛隊による医薬品搬送オペレーションに他の医薬品卸会社も巻き込んで業界全体でとりまとめたケースもある。業務の継続や中断についてはそれぞれの企業の個別事情もあるが、地域の各病院の状況を把握し、そこでのニーズを拾い、業界全体として医薬品の供給を継続するというモデルを企業主導で作ることができれば、限られた行政の対応能力にさらに負担をかけることなく医療部門の危機対応能力を高めることができるはずだ。

その際の課題は、リスクが高い状況下でただ民間企業に協力を依頼しても実現性は低いということだ。今回、「縁助」を提供した業者の多くは、地元に密着しており、普段から付き合いのある取引先を助けるという使命感によって動かされていたが、こうした個々の善意に頼るだけでは、効果的な危機管理体制の構築は難しい。平時から、危機時の協力内容とそれに対する補償や保険などの整備、民間企業スタッフの安全確保方法の確認が必要となる。20～30km圏内という避難指示が出される可能性のある病院や地域において活動する際のルール等の整備も求められる。今回の対応においては、自衛隊は被ばくのリスクを冒しながら活動することも任務として行うこととなり様々な場で活動したが、事業者は補償もないまま善意の活動で支援が行われた。現行の労働安全衛生法の第22条において「事業者は、次の健康障害を防止するため必要な措置を講じなければならない。2号 放射線、高温、低温、超音波、騒音、振動、異常気圧等による健康障害」と定められており今回の検証対象として地域での活動時においては必要な防護措置をとることが事業者に求められていた。また、第25条では「事業者は、労働災害発生の急迫した危険があるときは、直ちに作業を中止し、労働者を作業場から退避させる等必要な措置を講じなければならない。」と定めされており、事業者としては従業員の安全確保のために危険な地域での活動は避けなければならなかった。一方、屋内退避者への生活支援、病院への物資支援及び避難支援等を行う際には、被ばくのリスクのある地域へ入ることが求められ、今回の震災では前述の事例のように、何の補償もないままに危険を冒したケースも見られた。

　今後は避難指示区域の周辺や屋内退避の指示区域など被ばくのリスクが高い地域での活動が求められる場合は、防護措置の対応の明確化、区域内で活動する事業者等への補償制度（危険手当、被ばくした場合のその後の費用負担など）など、有事における法制度の整備や具体的な対応方法を整えておくことが必要である[11]。

## 「官」の課題

### ●病院避難を含む原子力災害への対応訓練

　大大規模広域災害や複合災害における病院等の避難を想定し、シ

ナリオを訓練参加者に告知しないブラインド型訓練やファースト・レスポンダー、国、県、市町村及び病院等の関係者が連携したより具体的・実践的な訓練を行うことで、病院等の職員及び入院患者全体の災害対応能力及び意識の向上を図ることが必要である。

### ●退避中の病院への支援機能の強化

福島県では災害時医薬品等備蓄供給システムを構築している。また、全国的には広域災害・救急医療情報システム（EMIS）により患者の転院先調整が可能なようにシステム整備やシステム利用の普及に向けた取り組みが進んでいる。しかし、災害時医薬品等備蓄供給システムやEMISも医薬品事業者や加盟病院が県と十分に連携できていければ、災害時にその機能が発揮できない可能性もある。このことから、これらのシステムを活用した県と市町村、病院、医薬品事業者等との連携訓練を定期的に行い災害時の対応体制を確立していくことが必要であろう[12]。

### ●活動内容の見直し

東日本大震災以降、組織の活動内容を見直した組織もある。DMATについては、災害時に病院の指揮下に入り病院の医療行為を支援する病院支援や、原子力災害に対応する医療チームの整備などについて、厚生労働省や原子力規制庁などが検討を行った。2015年8月に原子力災害対策指針が改定され、原子力災害拠点病院（30km圏内）に原子力災害医療派遣チームが設置される事が決定している。災害医療の一つに緊急被ばく医療も含まれるものとなり、被災地の病院などと連携した災害医療体制や放射能災害の現場に行く医療従事者の危機意識や対応力を向上させていく取り組みが必要である。年20-30回行われるDMAT研修の中で、原子力災害などに関する教育も2回行われている。

### ●危機対応の検証

危機対応の法制度は、過去の災害事例をもとに検討し制定されたものであるため、その後発生した危機事象の結果を検証し、改訂していくことが必要不可欠である。我が国ではこれまで組織単位（各

省庁、地方公共団体等）での検証が行われており、それぞれの組織が個別に対応の改善に取り組んできた。そのため災害対応に関わる様々な機関が連携して対応を行った際の課題や教訓を整理した事例が少ない。

過去に組織横断的に検証がなされた例としては、政府レベルでは福島第一原発事故に関連して国会、政府、民間の事故調査委員会が個別の組織単位でなく組織を横断する形での危機対応を検証している。また、県レベルでは宮城県が東日本大震災に関して県、国や市町村、警察、消防機関、自衛隊、ライフライン等関係機関の活動状況等について記録し、そこから得られた教訓を後世に残すことを目的に検証している[13]。東日本大震災のような我が国全体の対応能力が問われる事態については、個々の組織が検証を実施するだけでなく、災害対応の全体像を把握している国や都道府県の災害対策本部が中心となり組織横断的に検証を行い、それらを改善に活かすような仕組みも制度化していくことが必要だ。

### ●原子力災害対応の法体制

原子力災害対策特別措置法では、国の対策本部が地元市町村に対し、5-30km圏（UPZ）の住民の屋内退避を指示することになっている。一方、災害対策基本法では国に法的な指示権限がなく、市町村の判断で住民に避難指示を出すべきケースも想定される。こうした2つの異なる法律が存在することによる混乱を避けるため、各自治体の地域防災計画・避難計画を策定している今の段階で、原子力災害対応の法体系を整理する必要があるだろう。

# 終わりに

本著を執筆中の2016年4月14日夜、熊本県熊本地方を震央とし最大震度7を観測する地震が発生した。その後も震度6や震度7の

大きな地震が相次ぎ、約2週間にわたって、熊本地方の北東側に位置する熊本県阿蘇地方から大分県西部にかけての地域と大分県中部地域に到る広い範囲で活発な地震活動がみられた。建物が倒壊したり電気やガスや水道が使えなくなったりする地域が相次ぎ、避難者は多い時で18万人を越えた。この5年間、東日本大震災の危機対応における教訓をわれわれは学べたのか、厳しい問いが突きつけられた。

　政府の動きは早かった。発災直後は被災自治体からの支援要請に基づいた従来型の「プル型」物資供給が行なわれていたが、混乱する被災地から要望が上がってくるのを待っていられる状況ではないことから、早期に災害対策本部に各省庁による「物資調達班」が設けられ、支援要請を待たずにニーズを大まかに予測してスピードを重視した物資供給を行なう「プッシュ型」支援に切り替えられた。最初の地震発生から72時間以内に被災者生活支援チームの初会合が開かれ、1週間以内にはプッシュ型支援を行なうための予算が閣議決定された。自然災害と原子力災害とで異なる点ももちろんあるが、こうした「プッシュ型」「プル型」の切り替えは、緊急支援物資の供給システムにおいて東日本大震災時に課題とされた点を一定程度克服した事例と言える。集積拠点の運用や配送において物流事業者や業界団体の全面的な協力を得られたことも大きい。医療機関のみに注目しても、経済産業省資源エネルギー庁が被災地域に立地する約300の病院と老人福祉施設にプッシュ型燃料供給オペレーションを行なっている。資源エネルギー庁側から個々の病院に直接電話連絡を取り、非常用電源は確保されているか、そのための軽油はあるか、非常用電源がない場合には電源車が必要かなど、病院側の目線に立った具体的な必要物資の選定から輸送手段の確保まで全てのプロセスを被災地外で請け負った。

　それでもなお、多くの課題が私たちの前に山積している。その多くは自らの力で移動することが難しかったり、体調を崩しやすかったりする避難弱者に関わる問題だ。本著で取り上げた南相馬市立総合病院の及川副院長と坪倉医師（本書の執筆メンバー）は、熊本地震の発生直後にDMATとして現地入りし、今度は外から被災地を支援する側として病院や避難所での医療救護にあたった。彼らの目から見ても、避難弱者の移動に関わる安全確保や避難先での医療継続や生活上の衛生管理については、まだ改善すべき点が多く残って

いるという。わが国の災害医療対策は、公立の急性期病院を中心に制度設計されている。全国の病院と有床一般診療所の合計約1万6000施設のうち、自治体が運営する公立施設は約4600ほどであるため、多くの施設は災害時の官の指示系統には入っておらず、したがって「公助」システムから漏れやすい。公立病院であったとしても、インフラや道路などの物理的な断絶に加え、情報が入ってこない状況に陥ることもある。「公助」が届くまでにはプッシュ型支援でさえ時間がかかる。さらに、デフレと財政危機が深まる中、「公助」システムから漏れてしまう避難弱者が生まれやすい環境と構造が醸成されつつある。

避難弱者をどうやって支えるか。危機のリスク管理と対応において、最終的に問われるのはまさにこの点である。社会の最も弱い部分をどう守るのかがその社会全体のありようを規定する。そのための共通解はないが、個別のニーズに臨機応変に対応するための社会の総合力が問われる問題であり、「縁助」に示される人的資源の有機的連携が何よりも求められる。

最後に、この報告書を作成するにあたりヒアリングや資料提供の形でご協力下さった方々（50音順：飯舘村、うさぎ堂薬局、大町病院、株式会社小池メディカル、株式会社恒和薬品、株式会社バイタルネット、厚生労働省医薬食品局、厚生労働省DMAT事務局、経済産業省、経済産業省資源エネルギー庁、相馬市役所、相馬中央病院、高野病院、新潟県、日清医療食品株式会社仙台支店、雲雀ヶ丘病院、ひらた中央病院、福島赤十字病院、福島県、福島県相双保健福祉事務所、福島県旅館ホテル生活衛生同業組合、南相馬市役所、南相馬市立総合病院、松島屋旅館、陸上自衛隊、渡辺病院）に御礼を申し上げたい。未曾有の災害の中、自ら被災しながらも避難弱者を支え続け、自助、共助、公助、「縁助」をうまく組み合わせて危機に対応したことへの心からの敬意と共に、調査への感謝の意を表したい。

1. 地域原子力防災協議会の取組　http://www8.cao.go.jp/genshiryoku_bousai/keikaku/keikaku.html
2. 内閣府ホームページ「防災基本計画」http://www.bousai.go.jp/taisaku/keikaku/kihon.html
3. 原子力規制委員会「原子力災害対策指針」https://www.nsr.go.jp/data/000024441.pdf
4. 参照1　国立研究開発法人日本原子力研究開発機構ホームページ「原子力防災情報」https://www.jaea.go.jp/04/shien/research2_j.html
5. 参照2　「原子力災害対策指針の主なポイント」（平成25年9月原子力規制庁作成）
6. https://www.kantei.go.jp/jp/singi/genshiryoku/dai32/sankou7.pdf
7. 2016年3月調査時点（福井県敦賀市、愛媛県伊方町、静岡県御前崎市、新潟県柏崎市など）
8. 柏崎市「原子力災害に備えた柏崎市広域避難計画」http://www.city.kashiwazaki.lg.jp/atom/genshiryoku/taisaku/documents/kouikihinankeikaku2712.pdf
9. 『原子力災害に備えた柏崎市広域避難計画（初版）』PAZ地区説明会兼意見交換会 http://www.city.kashiwazaki.lg.jp/atom/genshiryoku/genjo/ugoki/documents/pazchikusetumeikaigaiyou.pdf
10. 東北地方太平洋沖地震における病院又は診療所の間での医薬品及び医療機器の融通について（平成23年3月18日、厚生労働省医薬食品局総務課・監視指導・麻薬対策課事務連絡）
11. 新潟県へのヒアリングを踏まえたコメント
12. 福島県の資料より
13. 東日本大震災―宮城県の発災後1年間の災害対応の記録とその検証―

# ●福島原発事故クロノロジー

民間事故調が入手した官邸クロノロジー（非公開）と東電事故調の報告書から独自に作成

| 時 刻 | 災害・事故 | 福島第一 | 東 電 | 経産省／保安院 | 総理、官邸 |
|---|---|---|---|---|---|
| **3月11日**<br>14:46 | 東日本大震災発生 | 福島第一、第二原発、緊急停止（14:46）<br><br>1号機、非常用復水器（IC）自動起動（14:52） | | | 地震に関する官邸対策室設置を総理が指示（14:50） |
| 15:00 | | 2号機原子炉隔離時冷却系（RCIC）手動起動（15:02）<br><br>1号機IC手動停止（15:03）<br><br>3号機RCIC手動起動（15:05） | 非常災害対策本部を本店に設置（地震による被害状況の把握、停電等の復旧対策）（15:06） | | 官邸地下の危機管理センターへ総理らが到着（15:00頃）<br><br>緊急災害対策本部を設置（15:14） |
| | 福島第一原発に津波の第1波（4m）が到達（15:27）<br><br>**福島第一原発に津波の第2波（14〜15m）が到達（15:35）**<br><br>**1号機（15:37）、3号機（15:38）、それぞれ全交流電源喪失**<br><br>**2号機、全交流電源喪失（15:41）**<br><br>1号機の水位計が使用不能に（15:50頃） | 3号機RCIC停止（15:25）<br>2号機RCIC停止（15:28）<br><br><br>2号機RCIC手動起動（15:39） | 福島第一原発1、2、3、4、5号機の全交流電源喪失の判断・保安院への連絡（15:42）（ただし、4、5号機の報告は後日訂正）<br><br>第1次緊急時態勢を発令。緊急時対策本部を、非常災害対策本部と合同本部の形で設置（15:42） | | 第1回緊急災害対策本部会議開催（15:37） |
| 16:00 | 1号機炉心露出開始〈保安院解析結果〉（16:40頃） | 3号機RCIC手動起動（16:03）<br><br>原子炉の推移が確認できず、注水状況が不明のため、1、2号機について非常用炉心冷却装置注水不能と判断（16:36） | 第2次緊急時態勢を発令（16:36）<br><br>1、2号機に関し、原災法第15条事象（非常用炉心冷却装置注水不能）発生の通報（16:45）<br><br>東電全店の高・低圧電源車が福島に向け順次出発（16:50頃） | | 1回目の総理会見（16:54） |
| 17:00 | | 吉田所長が、アクシデントマネジメント対策として設置した消火系ライン、及び消防車を使用した原子炉への注水方法の検討開始を指示（17:12） | | 経産相から総理に対し、原子炉に関する報告を行うとともに、原子力緊急事態宣言1に関わる上申案を提出（17:42） | |
| 18:00 | 1号機炉心損傷開始〈保安院解析結果〉（18:00頃） | 1号機IC、戻り配管隔離弁、開操作（18:18）<br><br>閉操作（18:25） | | | |
| 19:00 | | | | | 原子力緊急事態宣言発令、原子力災害対策本部設置、第1回原子力災害対策本部会議開催（19:03）<br><br>1回目の官房長官会見（19:45） |

| 時刻 | 災害・事故 | 福島第一 | 東 電 | 経産省／保安院 | 総理、官邸 |
|---|---|---|---|---|---|
| 20:00 | 【福島県】第一原発から半径2km圏内の住民に避難指示 (20:50) | | | | |
| 21:00 | | 1号機IC、戻り配管隔離弁、開操作 (21:30) | | | 第一原発から半径3km圏内の住民へ避難指示。3～10km圏内に屋内退避指示 (21:23) |
| 22:00 | 1号機圧力容器破損〈保安院解析結果〉(22:00頃) | 東北電力第一陣、高圧電源車1台の到着を確認 (22:00頃) | | | |
| 深夜 | | 11日深夜から12日未明にかけて、東北電力や東電の電源車が到着 | | | |
| **12日** 0:00 | | 1号機についてベント準備を所長が指示 (0:06) | 東電から経産相へ、原災法第15条事象（格納容器圧力異常上昇）発生の通報 (0:55) | | |
| 1:00 | | | 官邸オペレーションルームの保安院リエゾンに試算結果を送付 (1:35頃) オペレーションルームの総括担当により、該当資料を関係府省と事務的に共有 (1:41) | SPEEDIの試算結果を原子力安全センターから受信 (1:12) | 東京電力からのベント申し入れを官邸が了解 (1:30頃) 官邸対策室が、保安院作成の「福島第一2号機の今後の進展について」を公表 (1:40) |
| 3:00 | | | ベント実施に関する経産省及び東京電力の記者会見 (3:06) | | 官房長官が会見にてベントの実施について言及 (3:12) |
| 4:00 | | 消防車により消火系ラインから1号機原子炉内に淡水注入開始、1.3㌧を注入完了 (4:00頃) | | | |
| 5:00 | | 消防車を用いて、1号機への淡水注水再開 (5:46) | | | 第一原発から半径10km圏内の住民へ避難指示 (5:44) |
| 6:00 | | | | | 総理が現地視察に出発、官邸離陸 6:14 |
| | | | | 経産相から東京電力へのベント措置を命令 (6:50) | |
| 8:00 | | 所長による1号機のベント指示 (8:03) | 大熊町の一部で避難未了であることを把握 (8:27) | 東電から「9時頃から1号機のベント操作を実施予定。1号機の原子炉水位は燃料棒頂部付近まで低下している状況であり、消火用ポンプ車で原子炉へ注水を実施している」旨報告 (8:29) | 総理が福島第一原発を出発 (8:05) |

| 時　刻 | 災害・事故 | 福島第一 | 東　電 | 経産省／保安院 | 総理、官邸 |
|---|---|---|---|---|---|
| 9:00 | | ベントの操作を行うため、当直員が現場へ出発 (9:04)<br><br>1号機の格納容器ベント弁 (MO弁) を手動で開 (9:15頃) | 大熊町の避難完了を確認 (9:03) | 東電から「1つ目の弁が開いた」と報告 (9:30) | |
| 10:00 | | 1号機の圧力抑制室ベント弁 (AO弁) を開操作 (10:17) | 線量が上昇していることから、ベントにより放射性物質が放出された可能性が高いと判断 (10:40) | | 総理、官邸着 (10:47) |
| 11:00 | | 3号機RCICの停止 (11:36) | 線量が下がっていることから、ベントが十分効いていない可能性があることを確認 (11:15) | | |
| 12:00 | | 3号機の高圧注水系 (HPCI) の自動起動 (12:35) | | | |
| 14:00 | | 消防車により1号機へ淡水80トン注水 (14:53)<br><br>1号機原子炉への海水注入を実施するよう、所長指示 (14:54) | 格納容器圧力が低下していることを確認し、ベントによる放射性物質の放出と判断 (14:30)<br><br>清水社長が海水注入の実施を確認、了承 (14:50) | | |
| 15:00 | 1号機で水素爆発とみられる爆発が発生 (15:36) | 電源車を用いた電源復旧により、1号機原子炉へのホウ酸水注入準備完了 (15:36) | 格納容器圧力の低下に関する事柄を官庁等へ通報 (15:18)<br><br>海水注入の予定を、保安院、内閣官房内閣情報集約センターに連絡 (15:20頃) | | |
| 16:00 | | | 経産相へ、原災法第15条事象 (敷地境界放射線量異常上昇) 発生の通報 (16:27) | | |

| 時　刻 | 災害・事故 | 福島第一 | 東　電 | 経産省／保安院 | 総理、官邸 |
|---|---|---|---|---|---|
| 17:00 | | 2号機、3号機のベント操作の準備をするよう所長指示 (17:30) | | 経産相より東電へ原子炉圧力容器内を海水で満たすよう措置命令 (17:55) | 官房長官会見「何らかの爆発的事象」(17:45) |
| 18:00 | | 現場が散乱しているため、ホウ酸注入系の電源設備やホースが損傷、使用不可能なことを確認 (18:30頃) | | | 第一原発から半径20km圏内の住民へ避難指示 (18:25) |
| 19:00 | | 1号機原子炉へ消防車による海水（ホウ酸なし）注入開始 (19:04) | | | 総理より経産相に海水注入を指示 (19:55) |
| 20:00 | | ホウ酸と海水を混ぜて原子炉内へ注入開始 (20:45) | | 海水注入を命令する旨の文書の完成 (20:05) | 総理メッセージ「退避をお願いすることに」(20:32)<br>官房長官会見「格納容器が爆発したものではない」(20:41) |
| **13日**<br>2:00 | | 3号機HPCIの停止 (2:42) | | | |
| 5:00 | | 3号機、原子炉冷却機能喪失と判断 (5:10)<br>3号機、ベントのラインナップの完成に入るよう指示 (5:15) | | 原災法第15条事象（原子炉冷却機能喪失）発生の通報 (5:58) | |
| 7:00 | 3号機炉心露出開始〈保安院解析結果〉(7:40頃) | | | | |
| 8:00 | | 3号機、ベントライン構成完了 (8:41) | 3号機のベントライン構成完了を官邸等に連絡 (8:46) | | |
| 9:00 | | 3号機ベント操作による格納容器圧力の低下を確認 (9:20頃)<br>3号機にホウ酸を含んだ淡水注入開始 (9:25) | 3号機原子炉内への注水開始を官邸等に報告 (9:36) | | |

| 時　刻 | 災害・事故 | 福島第一 | 東　電 | 経産省／保安院 | 総理、官邸 |
|---|---|---|---|---|---|
| 10:00 | | 2号機ベントを開始するよう所長指示 (10:15)<br><br>3号機への海水注入を視野に入れて動くとの所長指示 (10:30) | | | |
| 11:00 | | 2号機、ベントライン構成完了 (11:00) | | | |
| 13:00 | | 3号機に海水注入開始 (13:12) | | | |
| 19:00 | | | | | 総理メッセージ(国民へ節電、停電のお願い) (19:49) |
| 22:00 | 3号機圧力容器破損〈保安院解析結果〉(22:10頃) | | | | |
| **14日** | | | | | |
| 11:00 | 3号機の建屋が爆発。2号機も含めた注水ラインも損傷 (11:01) | 3号機建屋の爆発により、2号機のベント弁が閉となる (11:01) | | | |
| 13:00 | | | 2号機の原子炉水位が低下傾向であったことから、直ちに原子炉への海水注入操作などを進めることを官庁等に連絡 (13:18) | | |
| 16:00 | | 消防車とホースを入れ替えて物揚場から注水するラインを構築し、海水注入を再開 (16:30) | | | |
| 18:00 | 2号機炉心露出開始〈保安院解析結果〉(18:00頃) | 2号機原子炉水位が低下、燃料全体が露出と判断 (18:22) | | | |
| 19:00 | 2号機炉心損傷開始〈保安院解析結果〉(19:50頃) | 2号機原子炉内に、消防車による海水注入開始 (19:54) | 2号機の燃料全体の露出を官庁等へ連絡 (19:32) | | |
| 20:00 | | | 武藤副社長が2号機の炉心について記者会見 (20:40) | | |

| 時刻 | 災害・事故 | 福島第一 | 東電 | 経産省／保安院 | 総理、官邸 |
|---|---|---|---|---|---|
| 21:00 | | 2号機のベントライン構成完了 (21:00) | | | |
| 22:00 | 2号機圧力容器破損〈保安院解析結果〉(22:50頃) | | | | |
| **15日** 0:00 | | 2号機ドライウェル (D／W) ベント弁開操作。ベントライン構成完了 (0:02) 数分後、弁が閉であることを確認 | | | |
| 3:00 | | 2号機格納容器圧力が設計上の最高使用圧力を超えたことから、減圧しきれていない状況を確認 (3:00) | | | 総理、経産相、官房長官、松本環境相、3副長官、3補佐官、原子力安全委員会、保安院で協議 (3:20頃) |
| 4:00 | | | 2号機の減圧しきれていない状況を官庁に報告 (4:17) | 総理と東電・社長との会談 政府と東電の統合本部設置を合意 (4:17) | |
| 5:00 | | | | | 総理、政府と東京電力の福島原子力発電所事故対策統合本部設置を発表 (5:26) **総理、東電本社着。統合本部に滞在 (5:35〜)** |
| 6:00 | 2号機圧力制御室付近で大きな衝撃音、4号機建屋の損壊 (6:10頃) | | | | 総理が東電本社の統合本部でおよそ10分間の訓示 |
| 7:00 | | 監視、作業に必要な要員を除き、福島第二へ一時退避することを官庁等に連絡 (7:00) | 4号機建屋の損傷を保安院に報告 (7:55) | | |
| 8:00 | | | | | 総理、統合本部出発 (8:39) 総理、官邸着 (8:46) |
| 10:00 | | | | 経産相より、2号機について原子炉への早期注水及び必要に応じベントの実施、4号機について消火・再臨界の防止を命令 (10:36) | |
| 11:00 | | | | | 福島第一原発の半径20〜30km圏内の屋内退避指示 (11:00) |
| 15:00 | | | | | 総理、防衛相等に放水が必要と指示 (15:58) |

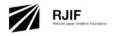

一般財団法人　日本再建イニシアティブ

●プロジェクトディレクター
**船橋 洋一**（日本再建イニシアティブ　理事長）

●プロジェクトメンバー
**梅山 吾郎**（コンサルタント）
**北澤 桂**（日本再建イニシアティブ　研究統括）
**鈴木 一人**（北海道大学公共政策大学院　教授）
**坪倉 正治**（医師・東京大学医科学研究所　特任研究員）

●プロジェクトアシスタント
**野呂 多麻希**（日本再建イニシアティブ）

●プロジェクトインターン
**三島 健治**　**襴寝 創太**　**神谷 茉里**
**谷口 太郎**　**玄葉 美帆**

---

## 縁助レジリエンス　医療機関の福島原発危機対応と避難

| 発 行 日 | 2017年2月28日　初　版第1刷発行 |
| | 2017年5月15日　第2版第1刷発行 |

| 著　者 | **日本再建イニシアティブ** |
| | 一般財団法人　日本再建イニシアティブ |
| | 〒107-0052　東京都港区赤坂2-23-1 |
| | アークヒルズ フロントタワー RoP 11階 |
| | 電話 03-5545-6733 |
| | FAX 03-5545-6744 |

| 発 行 者 | 田辺修三 |
| 発 行 所 | 東洋出版株式会社 |
| | 〒112-0014　東京都文京区関口1-23-6 |
| | 電話 03-5261-1004（代） |
| | 振替 00110-2-175030 |
| | http://www.toyo-shuppan.com/ |

| アートディレクション | 熊澤正人 |
| デザイン・レイアウト | 村奈諒佳（パワーハウス） |
| イラストレーション | 丸山幸子 |
| 印刷・製本 | 日本ハイコム株式会社 |

許可なく複製転載すること、または部分的にもコピーすることを禁じます。乱丁・落丁の場合は、ご面倒ですが、小社までご送付ください。送料小社負担にてお取り替えいたします。

© 一般財団法人 日本再建イニシアティブ, 2017, Printed in Japan.
ISBN978-4-8096-7868-4

定価はカバーに表示してあります

ISO14001 取得工場で印刷しました